Erste Hilfe

Schweizer Alpen-Club SAC
Club Alpin Suisse
Club Alpino Svizzero
Club Alpin Svizzer

U. Hefti / D. Walter / M. Walliser / P. Fluri

Erste Hilfe

für Wanderer und Bergsteiger

Ausbildung

SGGM SSMM
Schweizerische Gesellschaft für Gebirgsmedizin
Société suisse de médecine de montagne
Società svizzera di medicina di montagna

WEBERVERLAG.CH

Impressum

5. Auflage 2022

Weber Verlag AG
Gestaltung Cover: Shana Hirschi

Satz und Umbruch: Egger Print und Dialog, Frutigen
Illustrationen und Umschlaggrafik: Villard Kommunikationsmedien, Münchenbuchsee

Der Weber Verlag wird vom Bundesamt für Kultur mit einem Strukturbeitrag für die Jahre 2021–2024 unterstützt.

ISBN 978-3-85902-472-4

myclimate neutral Drucksache

www.weberverlag.ch

Inhaltsverzeichnis

Dank des SAC …

… an das ehemalige und das aktuelle Autorenteam von «Erste Hilfe für Wanderer und Bergsteiger».
Das Team hat 1999 ein Werk über die Gebirgsmedizin erarbeitet, das als Erstling zu diesem Thema bezeichnet werden kann. Es bietet jeder Berggängerin und jedem Berggänger «Erste Hilfe», um bei einem Zwischenfall die notwendigen Massnahmen zu ergreifen. Dass dies gelungen ist, beweist der regelmässige Einsatz in der Ausbildung bei verschiedenen bergnahen Institutionen sowie die grosse Nachfrage bei Outdoorsportlerinnen und -sportlern. Herzlichen Dank den drei Autoren für ihre Pionierarbeit. Ein besonderer Dank des Verlags gilt der reibungs- und selbstlosen Übergabe der Grundlagen an das neue Autorenteam. Es ist nicht immer einfach, aufwändig erarbeitetes Wissen und Können zur weiteren Aktualisierung und Nutzung freizugeben.

Der Erfolg am Markt ermöglicht es heute dem SAC-Verlag, bereits die 4. Auflage herauszugeben. Das neue Team setzte auf Aktualisierung (internationale Standards), auf eine auch für Laien gut verständliche Sprache, weitgehend selbstredende Illustrationen und ein moderneres Layout. Dies ist vollumfänglich gelungen und ich danke den Autoren im Namen des SAC-Zentralverbandes für ihr Engagement. Dieses Buch beschreibt die Grundlagen, um sich bei einem Notfall richtig zu verhalten und optimal zu handeln. Nicht zu unterschätzen ist aber die in einer Notsituation aufkommende Nervosität, die je nach Ereignis Auswirkungen hat. Diese können wir besser regulieren, wenn wir mit der grösstmöglichen Sicherheit handeln. Den Grundstein dafür legt das vorliegende Buch.
Ich wünsche allen Leserinnen und Lesern erfolgreiches Lernen.

Peter Hubacher,
Präsident Verlagskommission SAC

Hünibach/Thun, April 2016

Zum Geleit

Es freut uns, Ihnen, liebe Leserin, lieber Leser, Outdoorsportler und Bergbegeisterte, die 4. Auflage des Büchleins «Erste Hilfe für Wanderer und Bergsteiger» vorstellen zu dürfen.
Die Tradition der Erste-Hilfe-Bücher im Gebirge wird dank dem Enthusiasmus der neuen Autoren weitergeführt. 1976 erschien erstmals eine Schrift über alpine Unfälle von Peter Forrer. Es folgte 1981 ein Buch über Erste Hilfe im Gebirge von Walter Odermatt. 1999 erschien die erste Auflage von «Erste Hilfe für Wanderer und Bergsteiger» von Bruno Durrer, Hans Jacomet und Urs Wiget. Es wurde zum Standardwerk für verschiedene Kurse des SAC, für Gebirgsretter, Bergführer und für die Patrouilleurenausbildung von Seilbahnen Schweiz. Viele Outdoorsportler schätzten die bewusst einfach gehaltene, handliche und illustrierte Schrift. Das vorliegende Werk bildet die Fortsetzung dieser Reihe und vermittelt in kompakter Form, wie bei Unfall und Krankheit in den Bergen rasche Erste Hilfe geleistet werden kann.
Medizin und Rettung machten in den letzten Jahren Fortschritte – diese neuen Erkenntnisse wurden in die aktuelle Auflage eingebaut. Die Autoren sind in der Schweizerischen Gesellschaft für Gebirgsmedizin (SGGM) aktiv und selber bergsteigende Ärzte mit grosser Erfahrung in der Gebirgsrettung.

Im Namen aller Benutzerinnen und Benutzer danken wir der neuen Autorenschaft ganz herzlich für die grosse Arbeit. Sie haben es verstanden, eine komplexe Materie verständlich zu präsentieren.

Bruno Durrer, Hans Jacomet, Urs Wiget

Vorwort der Autorenschaft

Sie halten eine vollständig überarbeitete Auflage des etablierten Werkes «Erste Hilfe für Wanderer und Bergsteiger» von Hans Jacomet, Bruno Durrer und Urs Wiget in Ihren Händen. Ziel der Autoren war es, Layout und Inhalt zu aktualisieren, aufbauend auf der wertvollen Arbeit der erfahrenen Erstautoren. Es wurde bewusst auf eine einfache, verständliche Sprache geachtet: Die komplexen medizinischen Zusammenhänge sollten in wenigen Worten die detaillierten Illustrationen ergänzen und den Helfenden befähigen, einen medizinischen Notfall zu meistern.

Das Zielpublikum sind medizinische Laien, die mit Bergnotfällen konfrontiert werden können: Jedermann, der in den Bergen unterwegs ist, kann plötzlich Hilfe leisten müssen, notabene mit den dann vorhandenen Mitteln und dem erworbenen Know-how. Es richtet sich auch an Bergführer, Wanderleiter, Kletterlehrer oder Hüttenwarte, Pistenpatrouilleure, Retter der Alpinen Rettung, SAC- und J+S-Tourenleiter, die aufgrund ihrer Funktion häufig in den Bergen sind. Und natürlich an alle Wanderer und Bergsteiger sowie alle Outdoorsportler, da neue Aktivitäten im Gebirge (Biken im Gebirge, Trailrunning, Canyoning, Freeriden, Schneeschuhlaufen u.v.a.) sich steigender Beliebtheit erfreuen. Weil der Text bewusst knapp gehalten wird, ist eine fundierte Schulung inklusive Wiederholungskursen unseres Erachtens zwingend. Dies gibt Sicherheit und macht den medizinischen Amateur erst zum ausgebildeten Laienhelfer.

Unsere Vorstellung ist, dass Leserinnen und Leser mit diesem Buch ein medizinisches Basisverständnis erhalten, um die in den Bergen potenziell auftretenden Notfälle zu bewältigen – zumindest bis zum Eintreffen der professionellen Rettung, und dies kann im Gebirge unter Umständen lange dauern. Das Buch «Gebirgs- und Outdoormedizin, Erste Hilfe, Rettung und Gesundheit unterwegs» (erschienen im SAC-Verlag) von Anna Giulia Brunello, Martin Walliser und Urs Hefti ist ein ausführlicheres Nachschlagewerk für Interessierte, die sich vertiefter mit der Notfallmedizin in den Bergen auseinandersetzen möchten.

Unser Dank gebührt allen Involvierten, die dieses Projekt ermöglicht haben.

Wir hoffen, dass dieses Buch die Erwartungen der Leserschaft zu erfüllen vermag und wünschen viel Spass bei der Lektüre!

Daniel Walter, Urs Hefti, Pascale Fluri, Martin Walliser

Autorenschaft

Pascale Fluri

Begeisterte Berggängerin und Ärztin mit Facharztausbildung für Allgemeinchirurgie und Allgemeinmedizin, Diplom für Gebirgsmedizin. Daraus ergab sich das Engagement als Koordinatorin der Erste-Hilfe-Kurse in der SAC-Ausbildung, als Vorstandsmitglied der Schweizer Gesellschaft für Gebirgsmedizin SGGM, als Vertretung der Laienkurse und als Fachspezialistin Medizin bei der Alpinen Rettung Schweiz.

Urs Hefti

Chirurg, Orthopäde, Sportmediziner, Chefarzt der Swiss Sportclinic in Bern. Als Vorstandsmitglied der SGGM und der medizinischen Kommission der UIAA aktiv involviert in der Entwicklung der Medizin im Bergsport, speziell der Expeditions- und Höhenmedizin. 1998 arbeitete er in Nepal für die Himalayan Rescue Association in Pheriche, am Fusse des Mount Everest. Bis heute hat er vier grosse Forschungsexpeditionen (Shishapangma, Muztagh Ata, Pik Lenin, Himlung Himal) geleitet und diverse Berge in Nepal, Tibet und Südamerika bestiegen, so auch den 8046 Meter hohen Shishapangma in Tibet. www.swiss-exped.ch; www.swiss-sportclinic.ch

Daniel Walter

Facharzt FMH für Allgemeine Innere Medizin mit Hausarztpraxis in Jenaz (GR), hat diverse Zusatzausbildungen, u.a. in Sportmedizin (SGSM), Notfallmedizin (SGNOR), Manualmedizin (SGMM) sowie in Gebirgs- und Höhenmedizin (International Diplom of Mountain Medicine). Seit Jahren ist er Notarzt bei der Rega und tätig bei der Alpinen Rettung Graubünden (Regionalvereinsarzt). In diversen Expeditionen im Himalaya, Karakorum sowie Nord- und Südamerika konnte er Erfahrung sammeln in der Betreuung von Expeditionsmitgliedern wie auch der heimischen Bevölkerung. Er ist u. a. in der Ausbildung von Bergführern, Hüttenwarten (SAC), Seniorentourenleitern und Pistenpatrouilleuren involviert. Kontakt: daniel.walter@praxisjenaz.ch

Martin Walliser

Leitender Arzt für Unfallchirurgie im Kantonsspital Glarus. Er arbeitet als Vizepräsident im Vorstand der SGGM mit und ist in der medizinischen Ausbildung von Laien (Bergführerkurse, SAC, SOA usw.) und von Profis (ATLS, SGGM usw.) tätig. Er ist seit 1993 Bergführer und regelmässig in den Alpen aber auch in Süd- und Nordamerika, Asien und Afrika unterwegs. Kontakt: walli@spin.ch

1. Verhalten in Notfallsituationen

Pascale Fluri, Urs Hefti, Daniel Walter

1.1 Prävention

BEI SORGFÄLTIGER TOURENPLANUNG ZU BERÜCKSICHTIGEN

Jede Tour bedingt eine genaue Tourenplanung und muss die Faktoren **Mensch, Gelände, äussere Einflüsse** oder Verhältnisse wie **Meteo** und die **Lawinensituation** berücksichtigen.
Gründe für Unfälle und Rettungen sind oft ein schlechtes Zeitmanagement und eine Überschätzung seiner eigenen Fähigkeiten.

Sicher Bergsteigen heisst, **bewusst und vorbereitet auf eine Tour gehen.** So können Unfälle verhindert werden oder bei einer Rettung korrekt alarmiert und eine koordinierte Rettung durchgeführt werden – bei Tageslicht.
Details zur Tourenplanung und somit Prävention entnimmt man aus den entsprechenden SAC-Büchern.

1.2 Notfall – was muss ich machen?

ÜBERLEGTES HANDELN

Stopp, durchatmen, Ruhe finden, denken

Sichern und Bergen
Die Sicherheit hat oberste Priorität. Rasch, schonend, zweckmässig bergen.

- Sich selber, den Patienten und die Unfallstelle sichern. Folgeunfälle verhindern.
- Sich selber und den Patienten aus dem Gefahrenbereich bringen.
- Sich selber und den Patienten vor Absturzgefahr, gegen Kälte und Strahlung schützen.

Erst am sicheren, geschützten Ort folgt die Erste Hilfe.

KOMMUNIKATION UND ORGANISATION IN DER GRUPPE SIND ZENTRAL

Kommunikation in der Gruppe ist zentral. Sie beruhigt, informiert, dass alle am selben Strick ziehen können. Klare Aufträge, Rückmeldung was erledigt, Informationen was gefunden und beobachtet wurde, müssen den anderen klar mitgeteilt werden.

Erkennen	Beurteilen	Handeln
Überblick verschaffen	Gefahren erkennen	Selbstschutz
Ruhe bewahren	Gefahr für Patienten?	Alarmierung
Was ist geschehen?	Gefahr für Helfende?	Unfallstelle absichern
Wer ist beteiligt?	Gefahr für andere Personen?	Nothilfe leisten

Alarmieren – Bergen – Erste Hilfe

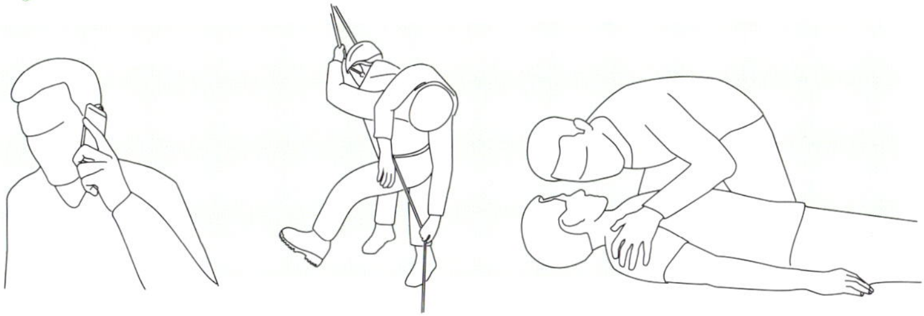

Alarmieren

Sobald klar ist, dass Hilfe nötig sein wird, auch mit noch unvollständiger Information. Beim Notfall im Gebirge empfiehlt sich die direkte Alarmierung der Luftrettung (1414 oder 144 im Wallis), da diese ohne Zeitverzögerung die Mittel und Rettung koordinieren kann.

Alarmierungsmittel:	Mobiltelefon (bei schlechtem Empfang oder wenig Batterieleistung versuchen, SMS zu senden)
	Funkgerät (E-Kanal 161.300 MHz), Satellitentelefon-Adapter: SatSleeve Thuraya, Iridium Go!
Notfallinformationen:	**Wo:** Koordinaten? **Wer:** Kontaktmöglichkeit? **Was** ist wie wann passiert, wie viele Patienten?
	Lokales Wetter? Gefahren für Flugrettung (Kabel usw.)
Notrufstellen:	Sanitätsnotrufzentrale: 144, Rega: 1414, Polizei: 117, Europäische Notrufnummer: 112 oder Flugrettung im Kanton Wallis: 144
	Apps: Echo 112, Uepaa, iRega
Alpines Notsignal:	6 × pro Minute Zeichen geben (Rufen, Pfeifen, Blinken usw.), eine Minute warten, dann wiederholen
	Antwort 3 × pro Minute Zeichen geben, eine Minute warten, dann wiederholen

Helikopter / Signale

Beim Anflug Standort nicht verlassen und in die Knie gehen. Augenkontakt mit dem Piloten halten. Annäherung an den Helikopter erst bei stillstehendem Rotor. Wind im Rücken, Gegenstände sichern.

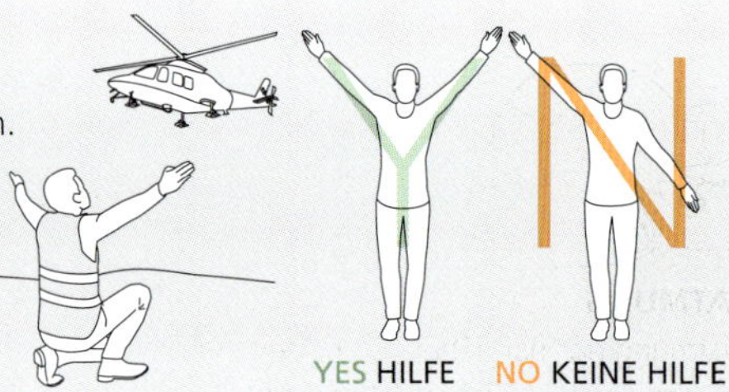

1.3 Erste Hilfe/BLS (Basic Life Support)

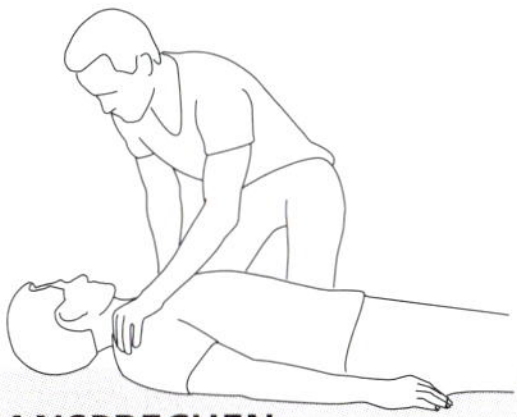

ANSPRECHEN
Laut ansprechen,
Schmerzreiz setzen

PATIENT ANTWORTET

BODYCHECK
Schmerzen? Schwellung?
Wunden? Blutungen?
Normale Bewegung?
Gefühlsstörung?

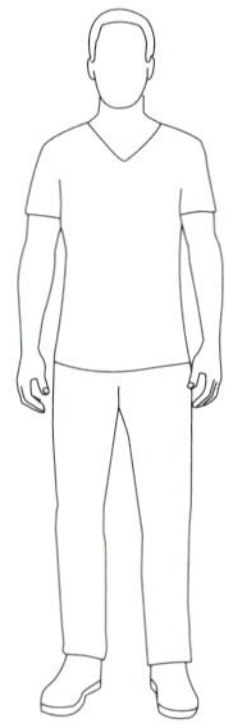

Keine Reaktion, bewusstlos

ALARMIERUNG
Ein Helfer: Um Hilfe schreien, Alarmierung
Mehrere Helfer: Ein Helfer startet BLS, ein Helfer alarmiert, ein anderer holt den AED

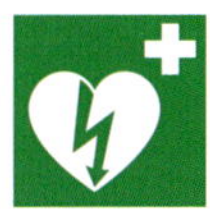

Automatischer externer Defibrillator

Patient in Rückenlage bringen, Atemweg frei machen, Kopf nach hinten überstrecken

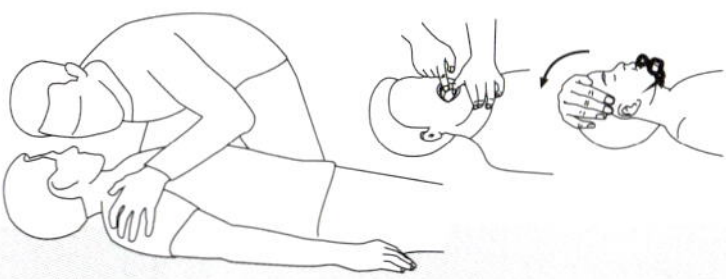

ATMUNG
Atmung normal? Check 5–10 Sekunden (sichtbare Bewegung, hörbar mit Ohr an Nase/Mund)

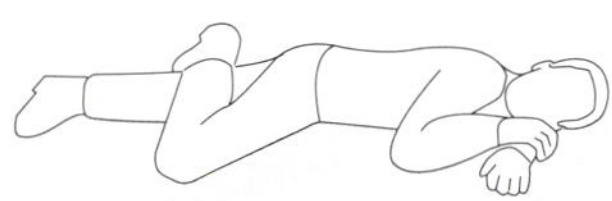

JA **Seitenlage** Stabile Seitenlage, kontinuierliche Überwachung

Nein/unklar

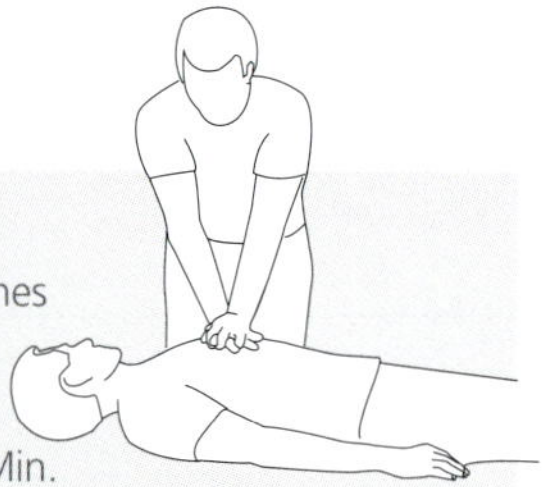

HERZDRUCKMASSAGE
Untere Hälfte des Brustbeines mind. 5–6 cm tief drücken, dann komplett entlasten/ Druckfrequenz 100–120/Min.
Nach 30 Kompressionen 2 Atemhübe; fortfahren bis Arzt kommt oder AED eintrifft (Beatmung: Kopf überstrecken, Unterkiefer gegen Oberkiefer, Mund zu Nase beatmen, Taschenmaskebeatmung, notfalls Mund zu Mund, langsam 2 Atemhübe).

Automatischer externer Defibrillator

Eintreffen des AED
AED einschalten
Aufforderungen befolgen

Fortführen der Massnahmen, bis professionelle Helfer übernehmen oder der Patient sich bewegt

CPR beginnen …
- … bei tieferer Bewusstlosigkeit und nicht normaler/vorhandener Atmung.

CPR nicht beginnen, wenn …
- … die eigene Sicherheit nicht gegeben ist.
- … ein Zustand erkenntlich ist, der klar nicht mit dem Leben vereinbar ist.

CPR fortsetzen, bis …
- … der Patient sich bewegt.
- … professionelle Rettung übernimmt.
- … der Tod ärztlich festgestellt wird.
- … wegen Erschöpfung gestoppt werden muss.
- … eigene Sicherheit nicht gewährleistet ist.

Wichtig
Der Besuch eines Reanimationskurses wird dringend empfohlen.

1.4 Gesamtbeurteilung

Ein standardisiertes Vorgehen bei verletzten oder akut schwer erkrankten Patienten gibt dem Helfer Sicherheit.

ABCDE-SCHEMA

Das **ABCDE-Schema** eignet sich insbesondere zur Erfassung von Problemen bei schwer verletzten Patienten. Geübten Helfern ergibt das strukturierte Vorgehen rasch einen Überblick: Nach der Beurteilung kann unmittelbar die notwendige Massnahme eingeleitet werden.
In der Praxis hat es sich für den Laien bewährt, zuerst das Bewusstsein zu prüfen (ansprechen, allenfalls Verabreichen eines Schmerzreizes). Wenn der Patient tief bewusstlos ist und nicht oder nicht richtig atmet, befindet sich der Patient in einem Herz-Kreislauf-Stillstand: Es muss dann sofort mit Wiederbelebungsmassnahmen (CPR) begonnen werden (siehe Seite 16). Ist der Patient bei Bewusstsein, kann mittels ABCDE-Schema und anschliessendem Bodycheck (siehe Seite 19) das Verletzungsmuster bestimmt werden.

Hier vereinfacht dargestellt, anwendbar von gut geschulten Helfern, vorwiegend bei Unfallpatienten:

A AIRWAYS (Atemwege)
Sind die Atemwege (Mund, Rachen, Nase) frei?
➡ Kopf überstrecken, Mundhöhle anschauen, Fremdkörper und Erbrochenes vorsichtig entfernen wenn möglich, verletzte Halswirbelsäule stabilisieren (Unfallmechanismus! Schmerzen)?
➡ Halswirbelsäule ruhig stellen, Halskragen (z. B. SAM® Splint) anbringen

B BREATHING (Atmung)
Atmung vorhanden?
➡ Ggf. beatmen, wenn möglich mit Hilfsmittel (Taschenmaske), vgl. CPR-Schema (Seite 15)

Auffallende Atmung?
➡ Frequenz: Normal 12–20 pro Minute; Geräusch: Röcheln, Pfeifen? Brustkorbbewegung symmetrisch?

Violette Lippen?
➡ Lagerung: Oberkörper erhöht, wenn möglich
➡ Wenn möglich: Sauerstoff geben

C CIRCULATION (Kreislauf)
Hautfarbe (blass)? Hauttemperatur (kühl, feucht)?
Bei schwer verletzten Patienten ist meist der Blutverlust für den Kreislaufzusammenbruch (Schockzustand) verantwortlich! Puls und Blutdruck (bestimmt an Halsschlagader/Handgelenk/Leiste) können auf einen Schockzustand hinweisen. Beides soll nur von medizinisch ausgebildeten Helfern («Profis») bestimmt werden.
➡ Ggf. Herzdruckmassage nach CPR-Schema (siehe Seite 16)
➡ Schocklagerung bei ungenügendem Kreislauf aufgrund von Blutverlust

Blutung?
➡ Sichtbare Blutungen stillen: kräftiger Druckverband, blutende Extremität hoch halten, allenfalls abbinden (siehe Seite 39)
➡ Nicht sichtbare Blutung in
Brustraum: Oberkörper erhöht oder auf betroffene Seite lagern
Bauch: mit angezogenen Beinen lagern
Becken: Beckenkompression (siehe Seite 27)

D DISABILITY (neurologische Auffälligkeiten)
Bewusstseinslage? Pupillen (Seitenvergleich, Reaktion)?
➡ Bei Kopfverletzungen schnellstmöglicher Transport (siehe Seite 30)

Bewegt und spürt der Patient Arme und Beine?
➡ Wirbelsäulenschonende Lagerung bzw. Transport (siehe Seite 21)

E ENVIRONMENT (Umgebung)
Hat der Patient kalt/warm?
➡ Wärmeerhalt (Schutz vor weiterer Auskühlung mittels Zudecken, isolierender Unterlage usw.)
➡ Auch bei Hitze oder direkter Sonneneinstrahlung muss der Patient geschützt werden.

Nachdem das ABCDE-Schema durchlaufen wurde und keine akuten weiteren Massnahmen zur Lebenserhaltung notwendig sind, wird mit dem Bodycheck (siehe Seite 19) das vollständige Verletzungsmuster des Patienten erfasst.

1.5 Erweiterte Erste Hilfe

LEBENSWICHTIGE MASSNAHMEN

Wenn nötig: Lebensrettende Sofortmassnahmen, dann Blutung stillen mit Druckverband, Kompressionsverband, Schienen, Beckengurt, Sauerstoffzufuhr optimieren mit Öffnen enger Krägen.

BODYCHECK (KOPF-BIS-FUSS-BEURTEILUNG)

Systematische Untersuchung von Kopf bis Fuss
Abtasten nach Schmerzen/Schwellungen/Blutungen/Wunden/abnorm gestellten Knochen. Kontrolle der Beweglichkeit und des Gefühls von Armen und Beinen.

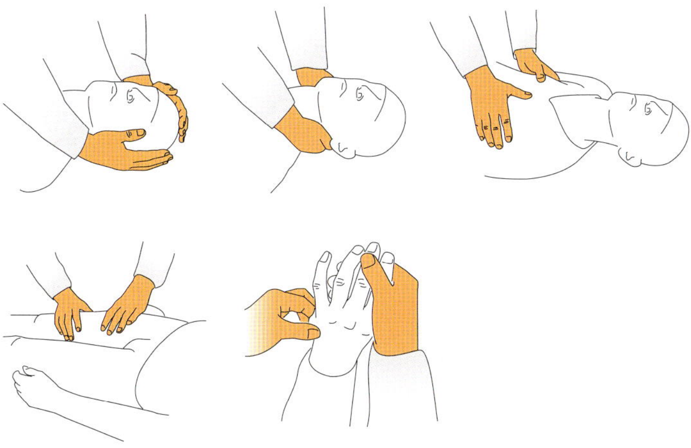

1.6 Lagerung mit Priorität auf die lebensbedrohlichste Krankheit/Verletzung

Bewusstloser, aber selbständig atmender Patient; Kopf leicht überstreckt; Schutz vor Erbrechen

Stabile Seitenlage

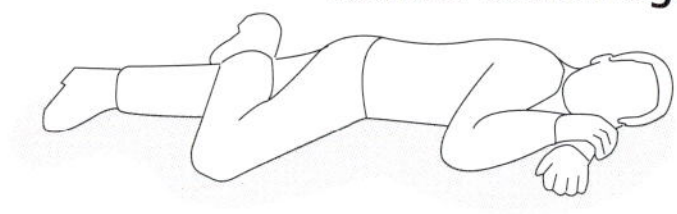

Bei Verdacht auf Rückenverletzung/CPR

Flache Rückenlage

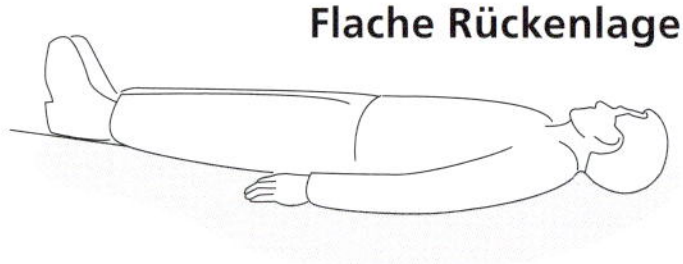

Lungen-/Herzprobleme, Verletzung von Kopf oder Brustkorb

Oberkörper hoch

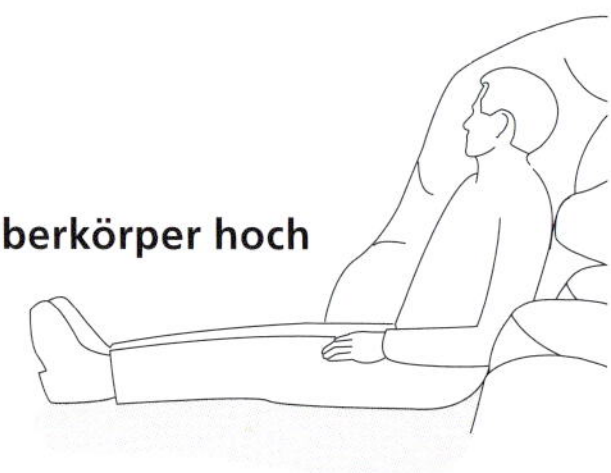

Beine hochlagern bei Schock

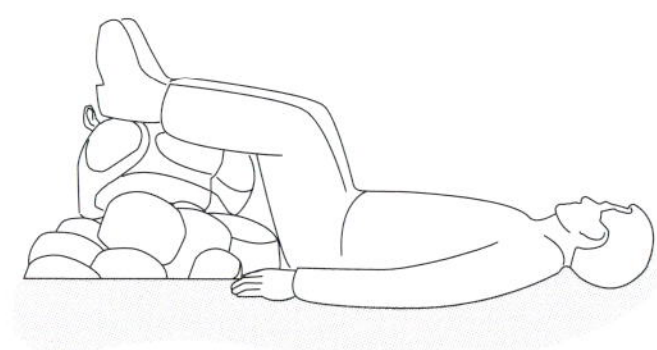

Schocklagerung

Bauchschmerzen, Blutung im Bauch

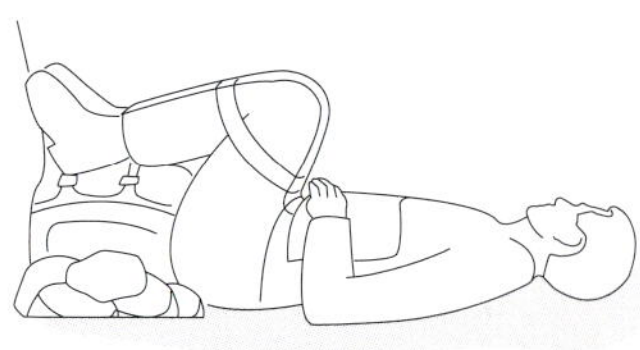

Beine angezogen, «Päckli»

1.7 Überwachung

Beim Patienten bleiben, sprechen, beruhigen und informieren

- **Schutz** vor weiterem Auskühlen, vor Hitze, vor Nässe
- Alles Einschnürende entfernen
- Kontinuierliche **Beobachtung** und Kontrolle der Ansprechbarkeit, Lebenszeichen, Atmung
- **Protokollieren** von Änderungen, Zeit (zeitlicher Ablauf)

➡ **Bewusstsein**

A Alert: wach
V Voice: reagiert auf Ansprechen
P Pain: reagiert auf Schmerzreiz
U Unresponsive: keine Reaktion

1.8 Improvisierter Transport

Umlagern mit Brückengriff

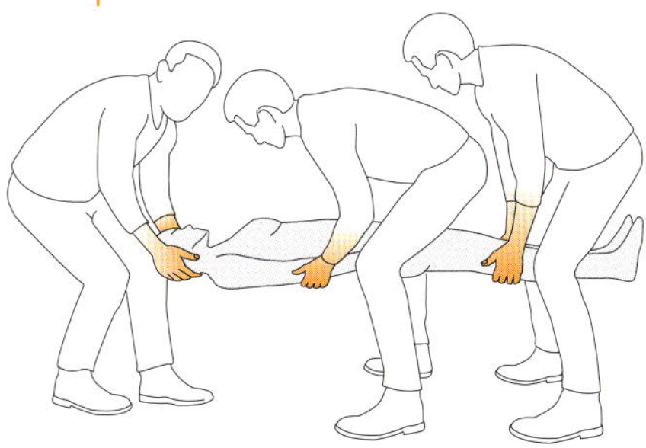

Seiltrage «Einhelfer»

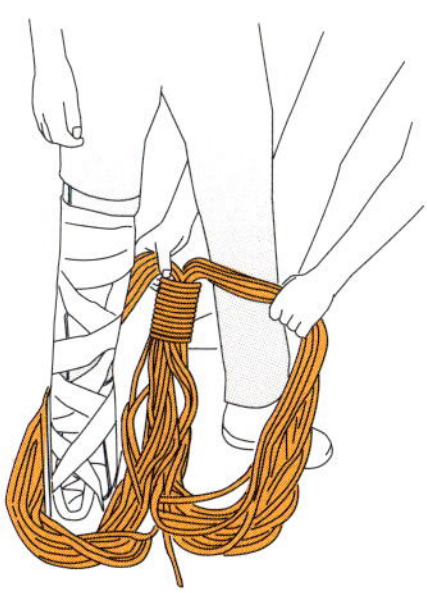
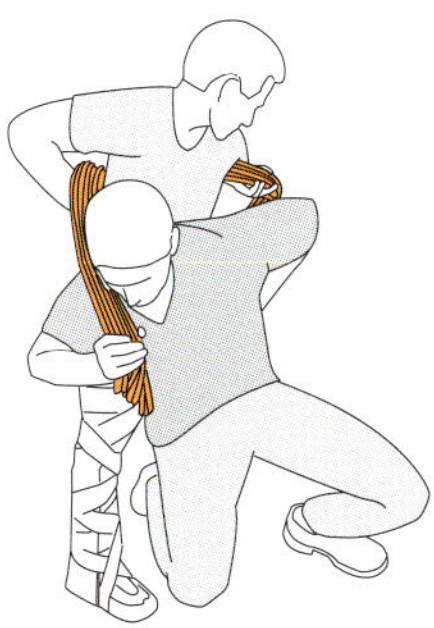
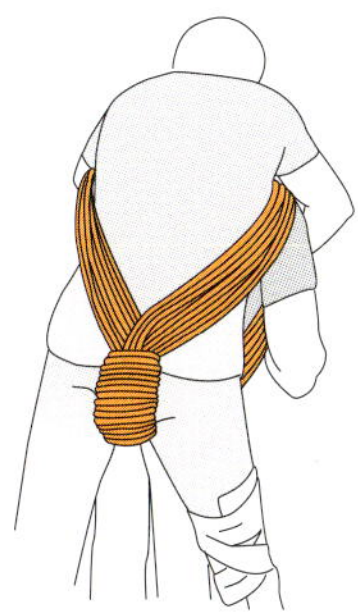

Kleidergriff

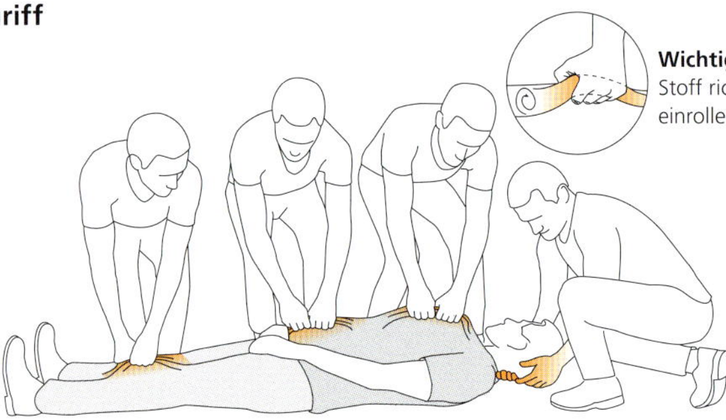

Wichtig
Stoff richtig einrollen

Rucksacktrage

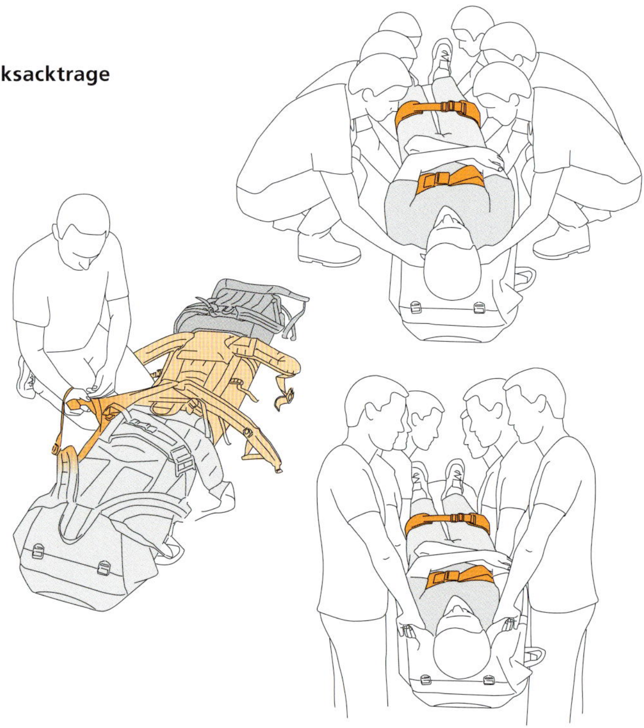

2. Unfälle

Martin Walliser

2.1 Verletzungen des Bewegungsapparates

Einfache Verletzungen sind meist nicht lebensbedrohlich – nicht die Nerven verlieren! Schwere Verletzungen oder Mehrfachverletzungen stellen aber im Gelände eine schwierige Situation dar. Man kann aber schon mit etwas Wissen, einer kleinen Rucksackapotheke und improvisiertem Material sehr viel erreichen.

Bei schweren Verletzungen ist das ABCDE der beste Leifaden! Nachdem sichergestellt ist, dass die Atemwege frei sind (A) und der Patient atmet (B), hat die Kontrolle der Blutungen (C) oberste Priorität (Kapitel Blutstillung Seite 39).

AUSRENKUNG (LUXATION)

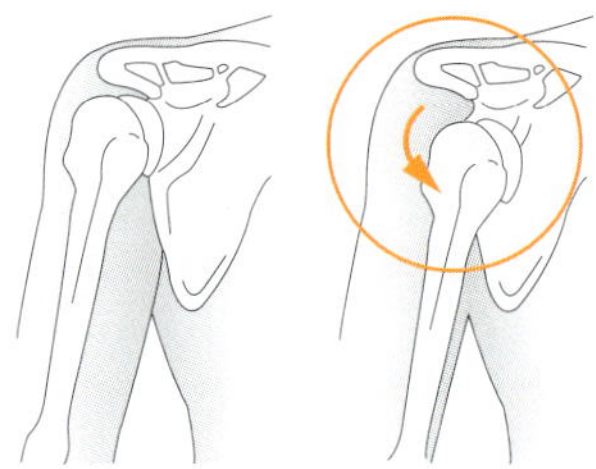

Schulterluxation

Gelenke, Kapsel und Bänder
Ausrenkung (Luxation)
Zerrung, Verstauchung,
Überdehnung der Bänder
Kapsel- und Bänderriss

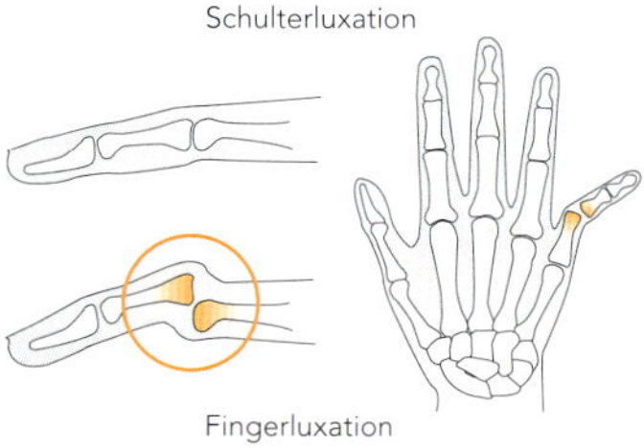

Fingerluxation

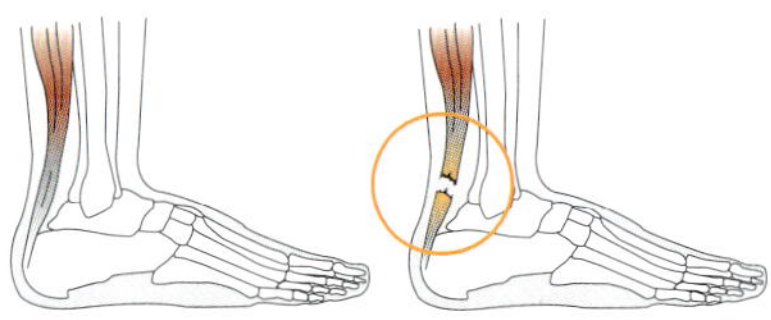

Achillessehnenriss

Muskeln und Sehnen
Quetschung, Prellung
Überdehnung, Zerrung
Muskel- und Sehnenriss
(z. B. Achillessehne)

KNOCHENBRÜCHE (FRAKTUREN)

Geschlossener Bruch

(Haut intakt)

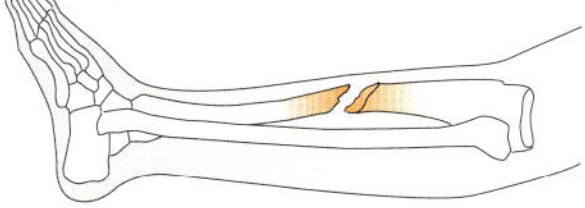

geschlossen

Offener Bruch

(Haut über dem Bruch verletzt)

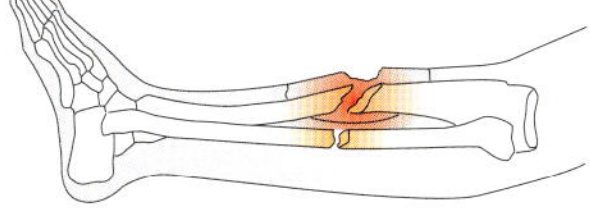

offen

Wunde im Bereich des Bruches

Erkennen von Knochenbrüchen

- Schmerz
- Schwellung
- Funktionseinbusse
- Fehlstellung möglich
- Falsche Beweglichkeit (nicht prüfen!)
- Knochenreiben bei Bewegung (nicht prüfen!)

Behandlung der Knochenbrüche

Geschlossene Brüche: Richten des Bruches durch Zug in Längsrichtung. Die Reposition jeder Fraktur erfolgt unter Längszug entlang der natürlichen Achse, anschliessend erfolgt die Stabilisation. **Ziel: weniger Schmerzen, weniger Blutverlust.** Fixation des Bruches unter Beibehalten des Zuges – Fixationsmittel zum Patienten bringen und ihn dabei möglichst wenig bewegen.

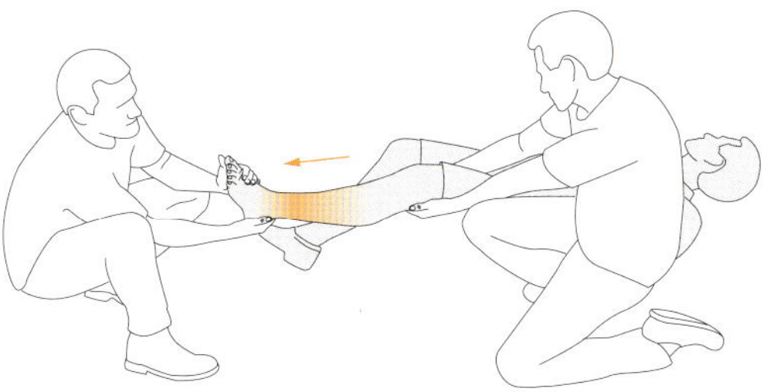

- Bei Schaftfrakturen nach Möglichkeit beide benachbarten Gelenke ruhig stellen
- Bei gelenksnahen Frakturen/Ausrenkungen einen möglichst langen Teil des Schaftes mitfixieren
- Arm: (vor allem Schulter/Ellenbogen) kann gut direkt am Körper fixiert werden
- Bein: (vor allem Hüfte/Oberschenkel/Knie) kann am anderen gesunden Bein fixiert werden
- Hochlagern
- Schmerzbekämpfung
- Schutz vor Kälte/Hitze/Nässe
- Schonender Transport des Patienten

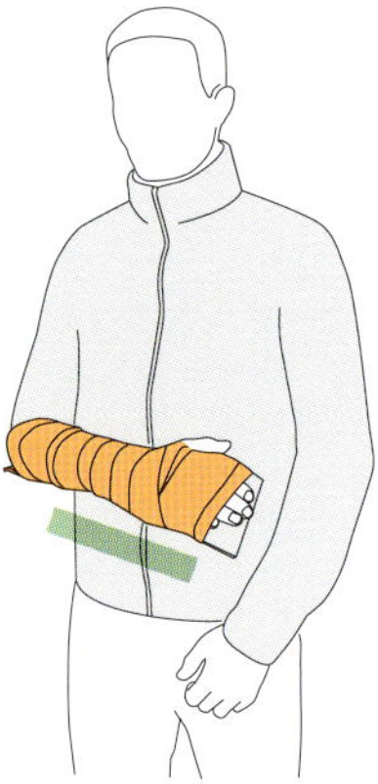

Mit dem **Vorderarm SAM® Splint** können sämtliche Verletzungen von Hand, Handgelenk und Vorderarm ruhig gestellt werden.

Vorderarm / Hand
Ruhigstellung: Von den Fingerspitzen bis zum Ellbogen

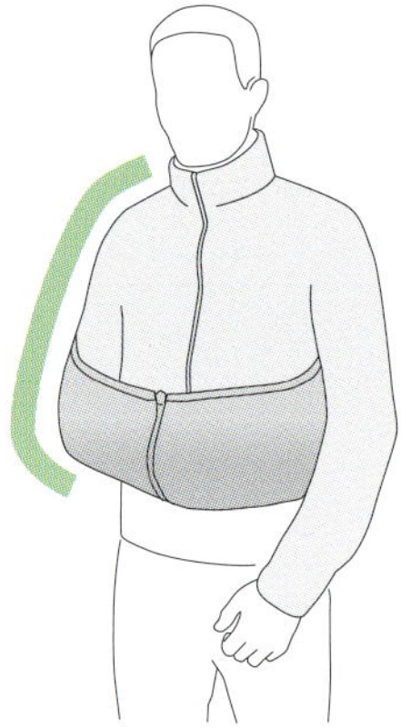

Die mit Kleidung **improvisierte Ruhigstellung** ermöglicht die Ruhigstellung aller Verletzungen um den Ellenbogen, den Oberarm, die Schulter (inklusive Ausrenkung) und das Schlüsselbein.

Ellbogen / Oberarm / Schulter
Ruhigstellung: Vom Ellbogen bis zur Schulter

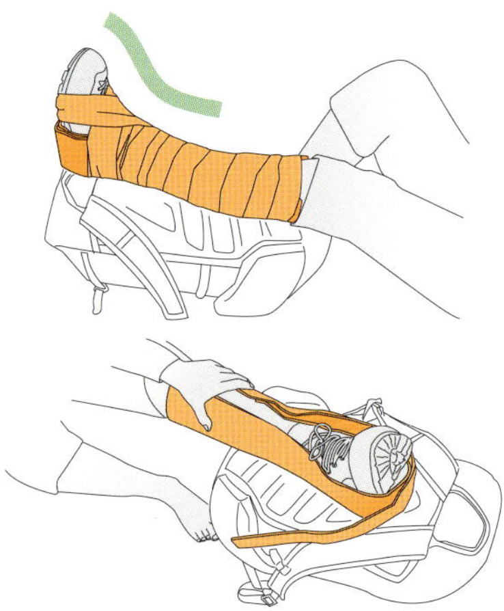

Mit dem **Unterschenkel SAM® Splint** können Verletzungen von Fuss und Sprunggelenk bis zur unteren Hälfte des Unterschenkels stabilisiert werden.

Ruhigstellung:
Region Zehen bis zum Knie

Falls die Schienen zu kurz sind, können zwei gegenseitig überlappende Schienen angebracht werden.

Die Ruhigstellung des Kniegelenkes und des Oberschenkels ohne professionelles Material ist aufwendig und schwierig. Durch Zusammenbinden der Beine können diese Verletzungen einfach und schnell fixiert werden – allerdings wird dann ein liegender Transport unumgänglich.

Oberschenkel

Ruhigstellung: Mitte Unterschenkel bis Becken

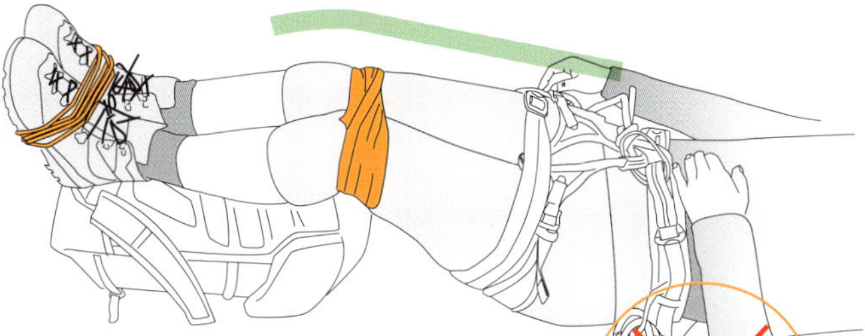

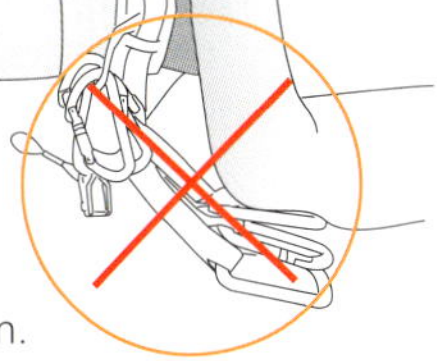

Falls der Verletzte noch Ausrüstung am Klettergurt hat, sollte diese entfernt werden! So können Druckstellen und Schmerzen während längerer Transporte vermieden werden.

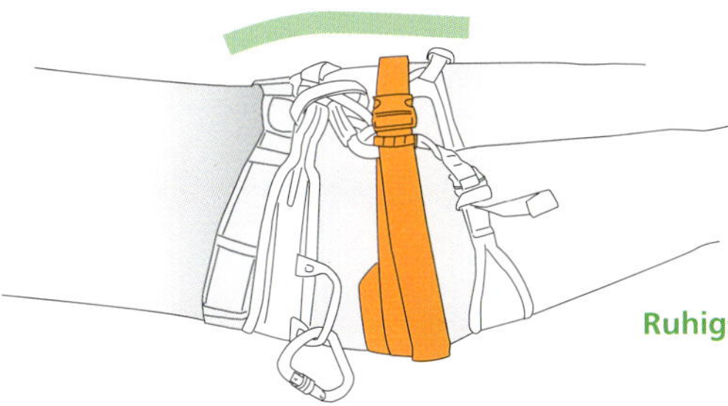

Ruhigstellung: Region Becken

Beckenverletzungen sind sehr selten. Aber vor allem bei Beckensprengungen kann durch den grossen Blutverlust schnell ein schwerer Schockzustand auftreten. Die Kompression des Beckens von aussen hat das Ziel, das Volumen im Becken zu verkleinern und so den Blutverlust zu reduzieren.

Offene Brüche

- Kleider wegschneiden
- Wunde nur grob reinigen
- Wunde möglichst sauber verbinden, bei Blutung eventuell Druckverband anlegen
- dann gleich wie geschlossene Brüche behandeln (Reposition und Fixation)

Merke

- Das Anlegen von Verbänden ist grundsätzlich einfacher nach dem Richten des Bruches.
- Bei Knochenbrüchen Gefühl und Durchblutung der entsprechenden Extremität prüfen.

Gefahren bei Knochenbrüchen

- Verletzung von Nerven und Gefässen möglich
- Kreislauf-Schock durch grossen Blutverlust (vor allem bei Oberschenkel- und Beckenbrüchen)
- Infektionsgefahr bei offenen Brüchen

Möglicher Blutverlust bei Knochenbrüchen

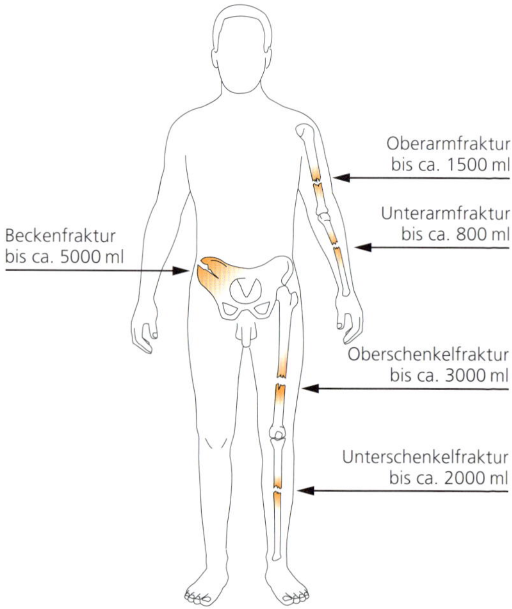

GELENKS- UND MUSKELVERLETZUNGEN

Ursachen
- Direkter Aufprall/Schlag
- Forcierte Drehung/Zug

Erkennen
- Lokaler Druckschmerz, Schwellung
- Teilweise oder vollkommene Bewegungsunfähigkeit

➡ **Behandlung (PECH-Schema)**
- **P**ause
- **E**is (Kühlen)
- **C**ompression
- **H**ochlagerung

Bei Ausrenkung (Luxation)
- Unnatürliche Form des Gelenkes
- Gelenk kann nicht bewegt werden
- Oft federnde Zwangshaltung des dazugehörenden Gliedes

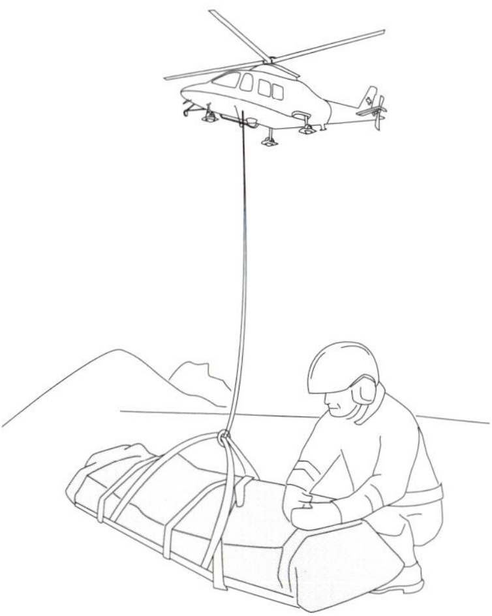

In der für den Patienten schmerzlosesten Stellung transportieren (Patient soll z. B. bei einer ausgerenkten Schulter den Arm selber halten, ansonsten Ruhigstellung mittels Schiene oder am Körper fixieren). Wenn vorhanden Schmerzmittel geben.

Bei Ausrenkung der grossen Gelenke Abtransport nach Möglichkeit mit Helikopter.

➡ **Gefahr**

Verletzung der nahe am Gelenk liegenden Nerven und Gefässe.

2.2 Schädel-Hirn-Trauma (SHT)

SCHÄDEL-HIRN-TRAUMA

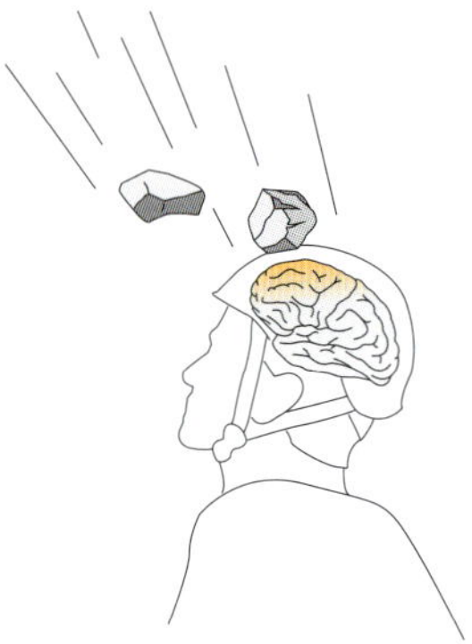

Folge einer Gewalteinwirkung auf den Kopf mit möglichen Verletzungen von Weichteilen, Knochen, Hirn, Gefässen

Arten der Gewalteinwirkung

- Scharf (Schnitt, Stich, Schuss)
- Stumpf (Hieb, Schlag)
- Offene oder geschlossene Schädelverletzungen

Achtung!

- Meist anfängliche Bewusstlosigkeit (Je nach Schwere der Verletzung kann diese Minuten bis Stunden dauern.)
- Änderungen des Bewusstseinszustandes können innert Minuten aufreten, sind auch später möglich.
- Häufig Begleitverletzungen (Verletzungen der Halswirbelsäule usw.)

➡ Lebensgefahr bei Hirnverletzung mit Bewusstlosigkeit: Erstickungsgefahr

Mit gezielten Massnahmen können die Atemwege freigehalten werden.

Atemwege blockiert **Atemwege frei**

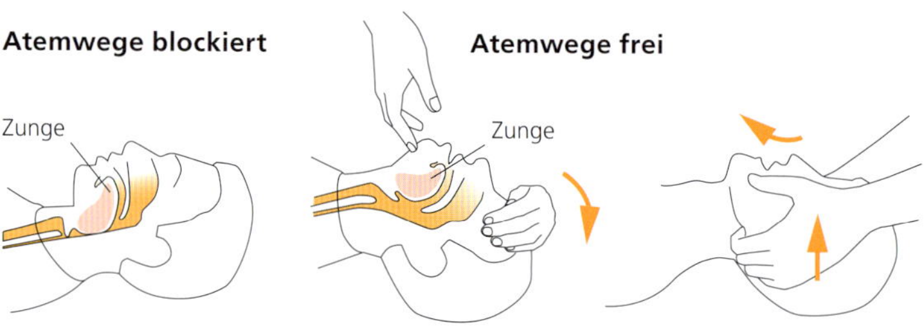

Handanlage seitlich Handanlage kopfseitig

SHT VERLETZUNGEN UND FOLGEN

Beeinträchtigung des Gehirns

- **Gehirnerschütterung** (kein struktureller Gehirnschaden): Bewusstlosigkeit (bis eine Stunde), Erinnerungslücke für Unfallereignis, Kopfschmerz, Übelkeit, Erbrechen
- **Gehirnprellung** (Strukturschaden am Gehirn): Bewusstlosigkeit (länger als eine Stunde), Übelkeit, Erbrechen, Erinnerungslücken, Störungen von Hirnfunktionen

Gefässverletzung mit Hirnblutung

Zunehmender Druck eines Blutergusses auf das Gehirn, zusammen mit der Hirnschwellung aufgrund von Sauerstoffmangel, führt zum Hirnschaden. Patient kann nach SHT für kurze oder längere Zeit bewusstlos sein, erwacht wieder (freies Intervall), trübt später wieder ein und wird bewusstlos = Zeichen für eine zunehmende Einblutung. Die Pupille auf der verletzten Hirnseite wird weit, wenn der Pupillennerv durch den Druck geschädigt/gelähmt wird!

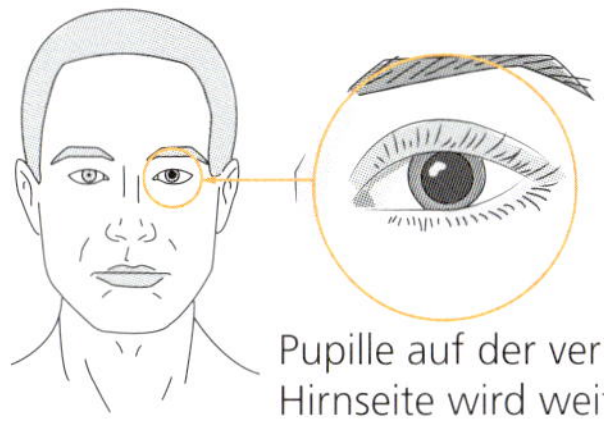

Pupille auf der verletzten Hirnseite wird weit.

WICHTIGE FRAGEN BEIM SHT

- War der Patient bewusstlos?
- Wie lange hat die Bewusstlosigkeit gedauert?
- Freies Intervall (Dauer zwischen Aufwachen und erneuter Bewusstlosigkeit?)
- Erinnert sich der Patient an den Unfallhergang?
- Bluterguss um Augen?
- Pupillenreaktion, Pupillendifferenz, Bewegungs- oder Gefühlsstörungen?
- Kopfschmerzen, Übelkeit, Erbrechen?

GEFAHREN BEIM SHT

Bewusstlosigkeit	Ersticken durch zurückfallende Zunge, Erbrochenes oder Fremdkörper
Hirnblutung / Hirnbeschädigung	Lebensgefahr
Schädelfrakturen	Direkter Hirnschaden möglich

BEHANDLUNG BEIM SHT

Störung der Vitalfunktionen

- Lebensrettende Sofortmassnahmen, Atemwege frei machen (siehe Seite 15)
- Seitenlagerung bei Bewusstlosigkeit mit anhaltender Atmung. Schutz der Halswirbelsäule beachten (Halskragen).

➡ **Achtung**

Ein Bewusstloser mit erhaltener Atmung, der nicht kontinuierlich überwacht werden kann, gehört zwingend in die Seitenlage (Bewusstlosenlagerung). Dies wird durch einen angelegten Halskragen erschwert – deshalb auf gute Polsterung/Lagerung achten!

Bei guter Spontanatmung und der Möglichkeit einer ununterbrochenen Überwachung kann man einen Bewusstlosen auch in Rückenlage lassen.

Blutende Wunden	Druckverband
Offenes SHT	So gut wie möglich steril verbinden
Verdacht auf Hirnblutung	Schonender und schneller Transport unter Überwachung der Vitalfunktionen
Lagerung	Ansprechbar: Oberkörper hoch Bewusstlos: Seitenlagerung

➡ **Wichtig**

Frühzeitig professionelle Hilfe anfordern.

Die **Fixation der Halswirbelsäule** ist vor allem bei Bewusstlosen sehr wichtig, die Verletzungen der Halswirbelsäule sind häufig bei Schädel-Hirn-Trauma (Halskragen improvisiert oder professionell).

Wenn vorhanden: Sauerstoff geben

Mit dem Halsschienengriff (eine Hand an der Schulter des Patienten, Kopf zwischen Vorderarm und Hand des Helfers eingeklemmt) kann eine improvisierte Fixation der Halswirbelsäule erfolgen, ohne Loslassen und Handwechsel! Der **SAM® Splint** kann zwischen Vorderarm des Helfers und Hals des Verletzten «eingefädelt» werden.

Wichtig: Der SAM® Splint muss den Raum zwischen Kinn und Brustbein des Patienten ausfüllen.

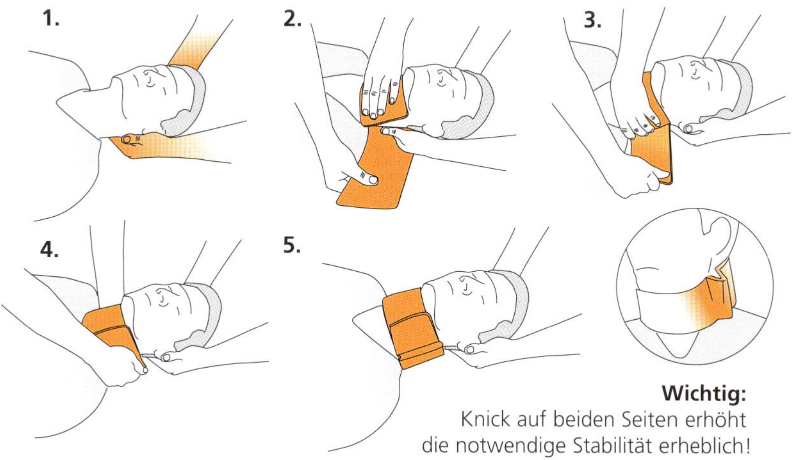

Wichtig:
Knick auf beiden Seiten erhöht die notwendige Stabilität erheblich!

2.3 Rückenverletzungen

Bei einer Rückenverletzung kann das Rückenmark geschädigt sein und zu einer Tetraplegie (Lähmung aller Extremitäten bei Schädigung der Halswirbelsäule) oder zu einer Paraplegie (Lähmung der Beine bei Schädigung der Brust- oder Lendenwirbelsäule) führen.

➡ **Merke**
Jedes bewusstlose Unfallopfer hat möglicherweise Verletzungen an der Wirbelsäule.

- Zusätzliche Verletzungen durch unsachgemässe Bergung vermeiden.
- Vitalfunktionen (Atmung und Kreislauf) haben Vorrang.

ERKENNEN EINER RÜCKENVERLETZUNG

- Rekonstruktion des Unfallmechanismus, Patienten oder Zeugen befragen – die Energieeinwirkung ist entscheidend.
- Druckschmerz über der Wirbelsäule, vorsichtig untersuchen
- Gefühlsstörungen und/oder Lähmungen
- Atemnot oder evtl. Atemlähmung bei hoher Halswirbelsäulenverletzungen

BEHANDLUNG EINES RÜCKENVERLETZTEN

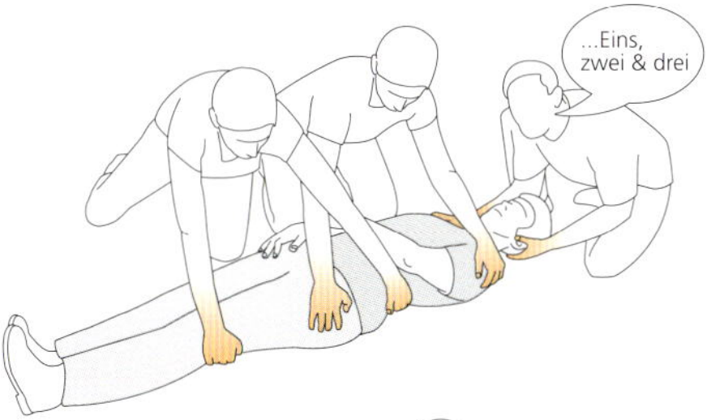

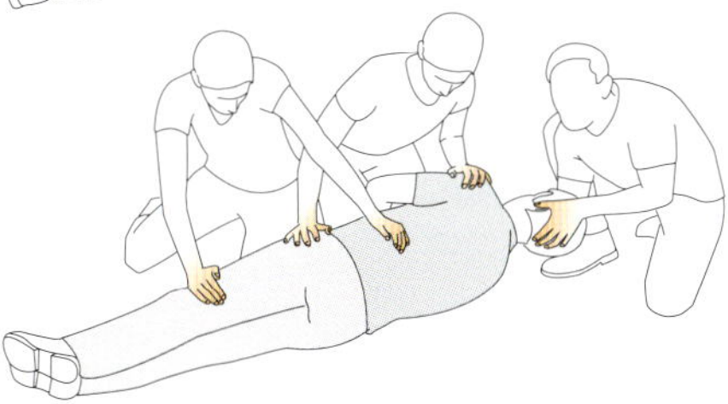

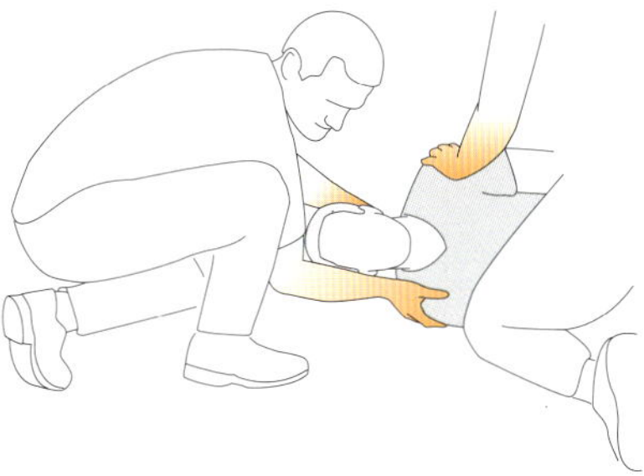

Unsachgemässe «behelfsmässige» Transporte sind unbedingt zu vermeiden, Bewegen des Patienten möglichst nur «en bloc» mit mehreren Helfern. Bei Schmerzangabe oder bewusstlosem Patienten muss auch die Halswirbelsäule fixiert werden. Umlagerung mit Rettungsbrett, improvisierter Bahre, Kleider-, Brücken- oder Schaufelgriff mit genügend Helfern.

➡ **Wichtig**

Jede noch so kleine Bewegung muss vermieden werden.

Lagerung und Transport in Rückenlage auf Vakuummatratze/improvisierter Bahre, Halskragen. Laufende Überwachung der Vitalfunktionen, insbesondere der Atemwege. Schutz vor Kälte/Hitze/Nässe.

2.4 Verletzungen im Brustbereich

URSACHEN

Geschlossene Verletzungen (stumpfe Gewalt wie Steinschlag oder Sturz)
Offene Verletzungen (Verletzung mittels scharfem Gegenstand, z. B. mit Pickel)

Geschlossene Verletzungen
- Brüche einzelner oder mehrerer Rippen (Rippenserienfrakturen)
- Lungenverletzungen
- Herzverletzungen
- Riss der Hauptschlagader

Offene Verletzungen
- Lungenverletzung
- Lungenkollaps

Geschlossene wie offene Verletzungen des Brustkorbes sind potenziell lebensbedrohlich.

BEURTEILUNG UND BEHANDLUNG DER VERLETZUNGEN

Erkennen
- Atemabhängiger Schmerz
- Schnelle, flache Atmung
- Zunehmende Atemnot, Angst
- Schock bei entsprechender Blutung nach innen oder nach aussen oder bei Herzverletzungen

Massnahmen
- Oberkörper hochlagern
- Bei Bewusstlosigkeit auf verletzte Seite lagern und gut überwachen.
- Schmerzmittel
- Sauerstoff, wenn vorhanden
- Nichts zu trinken geben
- Offene Verletzungen sauber verbinden (locker, nicht luftdicht), Fremdkörper nicht entfernen.

2.5 Verletzungen im Bauchbereich

URSACHEN

Stumpfe, geschlossene Verletzungen
Offene, penetrierende Verletzungen

Offene/geschlossene Verletzungen

- von Magen und Darm (Hohlorgane)
- von Milz und Leber
  (solide Organe, eher Blutungsprobleme – Kreislaufschock möglich)
- der Harnwege (Nieren, Blase) und der Geschlechtsorgane

BEURTEILUNG UND BEHANDLUNG DER VERLETZUNGEN

Erkennen

- Prellmarken
- Zunehmend starke Schmerzen
- Offene Verletzung mit Hervorquellen von Eingeweiden
- Bretthharter Bauch
- Ballonierter Bauch und Schockzeichen = innere Blutung
- Steckt Fremdkörper im Bauch?

Behandlung

- Hervorquellende Därme nicht zurückstossen,
  sondern sauber abdecken
- Offene Verletzungen sauber verbinden
- Fremdkörper nicht entfernen
- Lagerung mit angezogenen Beinen
  (Kombination mit Bewusstlosen- oder Schocklagerung möglich)
- Nichts zu trinken geben
- Schneller Abtransport

2.6 Wunden, Blutungen

DIE HAUT

Die Haut schützt das Körperinnere vor
- mechanischer, chemischer oder thermischer Schädigung
- Strahlenwirkung
- dem Eindringen von Krankheitserregern

Die Haut hilft mit bei der Regulierung
- der Körpertemperatur
- des Flüssigkeitshaushaltes

Die Haut dient
- als Sinnesorgan für die Tast-, Schmerz- und Temperaturempfindung

ÄUSSERE VERLETZUNGEN

Offene Wunden kennzeichnen sich durch
- Wundöffnung
- Wundränder
- Wundfläche

Unterscheidung je nach Gewalteinwirkung und Aussehen der Wunde
- Schürfwunden
- Rissquetschwunden
- Schnittwunden
- Stichwunden
- Bisswunden
- Pfählungsverletzungen

BEURTEILUNG UND BEHANDLUNG VON ÄUSSEREN VERLETZUNGEN

Jede Wunde

- schmerzt
- kann bluten
- ist infektionsgefährdet

Betreuung von Patienten

- Beruhigen
- Bequem lagern
- Nach Möglichkeit eher liegend lagern

Bei ruhiger Umgebung und gutem Licht

- Grobreinigung der Wunde und Umgebung
- Sparsame Desinfektion. Kein Puder, keine Salben oder «Hausmittel».
- Keine tiefen Fremdkörper entfernen
- Sauberer, nicht luftdichter Verband

Arztbehandlung (möglichst innerhalb von 6 Stunden), wenn

- es eine stark klaffende Wunde ist (chirurgische Wundversorgung, Naht).
- Fremdkörper und Verschmutzungen in der Tiefe entfernt werden müssen.
- die letzte Starrkrampfimpfung mehr als 10 Jahre zurückliegt (Auffrischung der Impfung).
- eine Wunde über Gelenken, im Gesicht, bei Kindern oder bei alten Leuten auftritt
- Zweifel über die Selbstbehandlung besteht.

BLUTSTILLUNG

Zur Stillung jeder äusseren Blutung sind folgende Massnahmen zu ergreifen

- Den Patienten lagern, bei stärkeren Blutungen am besten liegend
- Den blutenden Körperteil hochlagern
- Direkten Druck auf die Wunde ausüben
- Unter Umständen kann die zuführende Arterie abgedrückt werden (vor allem am Arm).
- Erster Druckverband
- Wenn Blutung nicht steht, zweiter Druckverband

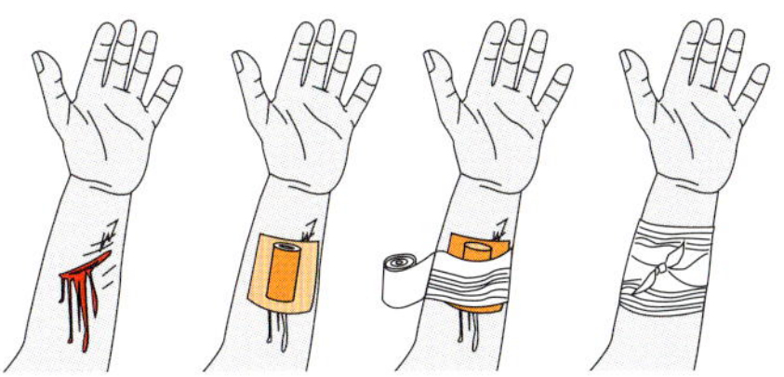

- Wenn nach straffem zweitem Druckverband die Blutung noch immer nicht steht, kann der Körperteil (zeitlich begrenzt, max. 2 Stunden) abgebunden werden. Dazu wird ein mindestens 2,5 cm breiter Gegenstand (z. B. Gurt, gefaltetes Tuch) genommen und sehr stark angezogen (improvisiertes Tourniquet).
- Rascher Abtransport

Nasenbluten

- Typischerweise nahe am Naseneingang (Locus Kisselbachi)
- In der Höhe und unter kalten Bedingungen häufiger – und schwieriger zu stillen!

- Als Erstes die vordere Nase mit den Fingern komprimieren (5–10 Minuten)
- Falls diese Massnahme nicht reicht: vorsichtiges Tamponieren (Ausstopfen) des vorderen Nasenloches mit einer Kompresse (z. B. mit Papiertaschentuch, Verbandstoff oder einem Tampon), wenn grosser Druck notwendig, auch das andere Nasenloch austamponieren!

BLUTUNGSSCHOCK

➡ **Schock** = ungenügende Durchblutung lebenswichtiger Organe

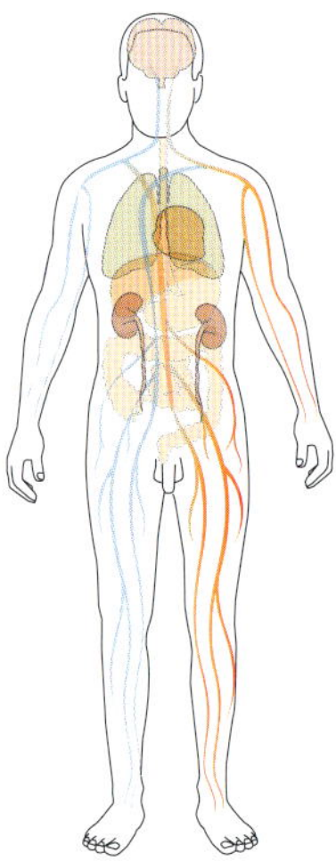

Schockzeichen

- Schwacher, rascher Puls
- Hautblässe
- Kalter Schweiss
- Bewusstseinstrübung

➡ Rasch, blass, nass

Schockbehandlung

- Möglichst rasche Blutstillung
- Fixation verletzter Gliedmassen (Knochenbrüche) = Blutstillung und Schmerzbehandlung
- Schocklagerung
- Schutz vor Kälte und Nässe
- Schmerzbekämpfung
- Zuspruch und Überwachung des Patienten

➡ Alarmieren

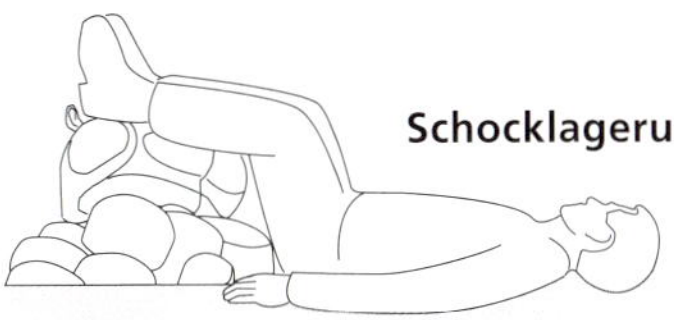

Schocklagerung

HITZESCHÄDEN

Verbrennungen, Verbrühungen, chemische Verätzungen führen zu Hautschäden, die ähnlich behandelt werden.

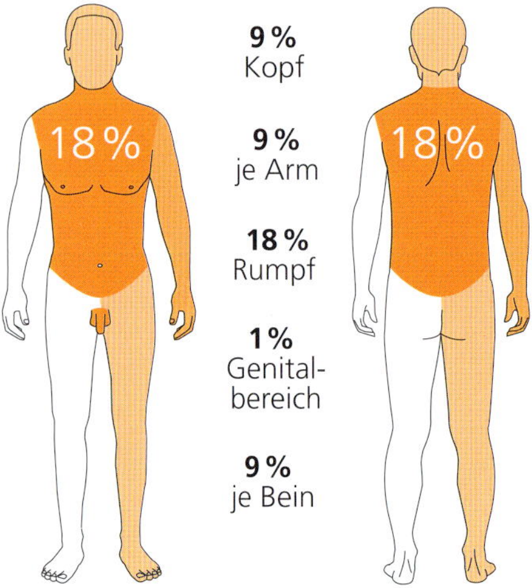

Neunerregel
Zur Abschätzung der verbrannten Körperoberfläche. Die Handfläche inklusive Finger eines Patienten entspricht 1 % der Körperoberfläche.

Behandlung

- Hitzezufuhr unterbrechen (löschen)
- **Kühlen** in den ersten 10 Minuten nach dem Unfall mit lauwarmem (mind. 20 °C) Wasser
- Nicht verklebte Kleider evtl. entfernen, eingebrannte Kleiderreste nicht wegreissen
- Möglichst steriler, trockener Verband über alle Wundflächen (nasse Verbände kühlen aus …)
- Blasen nicht eröffnen
- Keine «Hausmittel» (Mehl, Butter usw.) anwenden
- Evtl. zu trinken geben (1 Liter Wasser + 1 bis 2 gestrichene Teelöffel Kochsalz, wenn Patient ansprechbar)
- Grosszügig alarmieren bei Verbrennungen von Kindern, bei grossflächigen Verbrennungen oder Verbrennungen im Gesicht oder Genitalbereich

➡ **Achtung:** Schockgefahr durch Flüssigkeitsverlust im verbrannten Gebiet schon bei weniger als 10 % betroffener Oberfläche möglich. Schockbehandlung durch Lagerung und Flüssigkeitszufuhr.

➡ **Achtung:** Nicht unterkühlen! Wärmeerhalt insbesondere bei Kindern.

3. Akute Erkrankungen

Daniel Walter

3.1 Übersicht

Nicht unfallbedingte Notfälle in den Bergen nehmen zu, sind in der Anzahl aber deutlich weniger häufig als Unfälle. Die Abhandlung erfolgt symptomorientiert.

SYMPTOM BEWUSSTSEINSSTÖRUNG MIT / OHNE KOPFSCHMERZ

Gehirn

- Schlaganfall
- Epilepsie (hirnbedingter Krampfanfall)
- Vergiftungen: Medikamente, Drogen, Alkoholüberkonsum, Erstickungsgase (z. B. Kohlenmonoxid)
- Übermüdung / Erschöpfung
- Kopfschmerz

Kreislaufstörung

- Ungenügende Zufuhr von Blut bzw. Sauerstoff zum Gehirn
- Ohnmachtsanfall, Kollaps (Synkope)
- Starke allergische Reaktion (Anaphylaxie)

Stoffwechselstörung

- Zuckerstoffwechselstörung
- Elektrolytstörung (z. B. wegen Dehydratation bei übermässigem Schwitzen und / oder unzureichender Flüssigkeitszufuhr)

SYMPTOM SCHMERZ MIT / OHNE ATEMSTÖRUNG IM BRUSTRAUM

- Herzinfarkt, Angina Pectoris
- Aortendissektion (Aufspaltung der Hauptschlagader)
- Brustwandschmerz (z. B. Rippenblockade)
- Asthma
- Hyperventilation
- Pneumothorax (Lungenkollaps)
- Lungenembolie
- Speiseröhrenentzündung durch Säurerückfluss (Reflux) oder Geschwür

SYMPTOM SCHMERZ IM BAUCHRAUM MIT / OHNE ZUSATZSYMPTOME

- **Konstanter Schmerz:** Schmerz von soliden Organen (Bauchspeicheldrüse, Niere, Leber usw.) oder Schmerz wegen Entzündung resp. Reizung des Bauchfelles (durch Blinddarmentzündung, Abszess bei Divertikulitis usw.)
- **Krampfartiger, wellenförmiger Schmerz (Kolik):** Gallensteinabgang, Nierensteinabgang in den Harnleiter, Darmkolik

3.2 Bewusstseinsstörung mit / ohne Kopfschmerz

STADIEN DES BEWUSSTSEINS

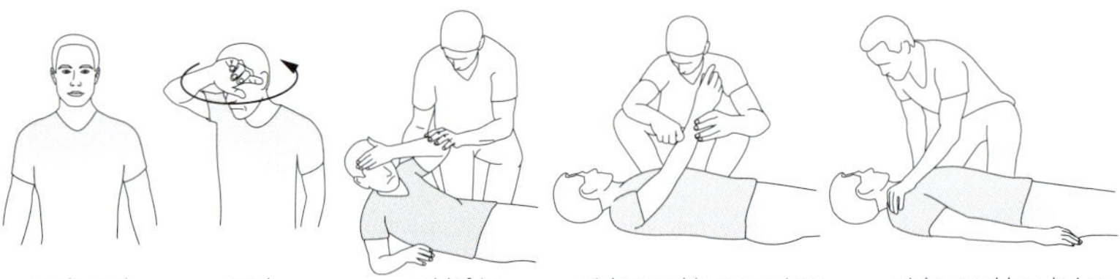

wach und orientiert | wach, aber verwirrt | schläfrig, aber weckbar | nicht weckbar, reagiert aber auf Schmerz | nicht weckbar, keine Reaktion auf Schmerz

Erstmassnahmen bei Bewusstseinsstörung allgemein

- Erkennen einer Bewusstseinsstörung
- Alarmieren
- Immer überprüfen der Atmung!
- Ursachensuche: Behebung des Auslösers der Bewusstseinsstörung, wenn möglich.
- Verhindern von zusätzlichen Schäden wie Aspiration («verschlucken» von Erbrochenem oder Magensäure in die Atemwege) oder ersticken (verlegen der Atemwege durch die zurückfallende Zunge) durch geeignete Lagerung

➡ Die geeignete Lagerung

- Stabile Seitenlagerung, aber Vorsicht! Bei der stabilen Seitenlagerung kann die Überwachung der Atmung schwierig sein. Wenn eine tiefe Bewusstlosigkeit oder keine normale Atmung (z. B. Schnappatmung) vorhanden ist = sofort mit Reanimation beginnen! (Siehe Seite 15)
- Alternativ: flache Rückenlagerung mit Überstreckung der Halswirbelsäule und permanenter Überwachung = erfordert aber zwingend die Anwesenheit beim Patienten (drehen des Patienten zur Seite bei Erbrechen)

SCHLAGANFALL, HIRNSCHLAG (STROKE)

Durchblutungsstörungen des Gehirns (ca. 85–90 % aller Schlaganfälle) oder Blutungen im Gehirn (ca. 10–15 %)

Symptome eines Schlaganfalles (können einzeln oder kombiniert vorkommen)

- Halbseitenlähmung (Bein- oder Armschwäche, hängender Mundwinkel)
- Sensibilitätsstörung einer Körperhälfte bzw. einer Körperregion
- Störungen der Sprache (Artikulation, Wortfindungsstörung) oder des Sehens, Schluckstörung
- Gleichgewichtsstörung
- Evtl. starke Kopfschmerzen (v.a. bei Hirnblutung)

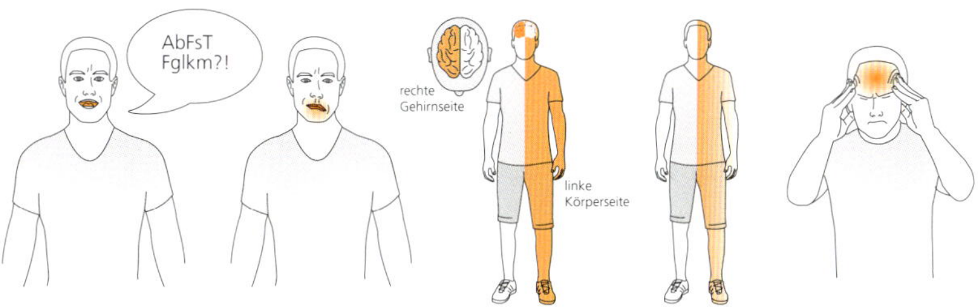

Sprachstörungen — schiefer Mund — halbseitige Lähmungen — halbseitige Gefühlsstörungen — plötzliche, stärkste Kopfschmerzen

Erstmassnahmen

- Symptome erkennen und sofort alarmieren
- Schnellstmöglicher Transport (Helikopter, Ambulanz) in ein geeignetes Spital (Stroke Center oder Stroke Unit)
- Wenn vorhanden: Sauerstoff geben, ansonsten keine Medikamente verabreichen

EPILEPTISCHER KRAMPFANFALL

Gehirnfunktionsstörung, die angeboren sein kann oder bei akuter Hirnschädigung (Sauerstoffmangel, Zuckermangel, Vergiftungen und anderes) oder als Folge davon auftreten kann.

Symptome

- Meist rhythmische Zuckungen von einer oder mehreren Extremitäten, evtl. Sturz
- Kurzzeitiges Aussetzen der Atmung möglich, blaue Lippen, Zungenbiss
- Harn- oder Stuhlabgang
- Bewusstlosigkeit, nach dem Anfall oft anhaltend

→ Meist endet der Krampfanfall nach Minuten spontan, kann selten aber auch anhalten.

Erstmassnahmen

- Alarmieren
- Insbesondere den Kopf des Patienten schützen vor Verletzungen
- Atemwege frei halten: Hals leicht überstrecken
- Bei bekanntem Krampfleiden hat die Person evtl. Medikamente und ein Notfallplan bei sich, die zur Beendigung eingesetzt werden können.

VERGIFTUNGEN

Vergiftungen durch Substanzen aller Art (Alkoholüberkonsum, Drogen, Kohlenmonoxyd, Pilzvergiftung, Giftpflanzen wie blauer Eisenhut usw.) können dosisabhängig verschiedene Symptome machen: Übelkeit, Erbrechen, Bauchschmerzen, Bewusstseinsveränderungen, epileptischer Anfall u.a.

Erstmassnahmen

- Selbstschutz: sich selber nicht in Gefahr bringen durch das Gift
- Kein weiteres Gift zuführen bzw. Giftstoff entfernen (bei Kohlenmonoxid z. B. aktives Lüften des Raumes)
- Erkundigung einholen bei Tox Info Suisse, Notfalltelefonnummer 145
- Massnahmen gemäss Auskunft 145
- Ggf. alarmieren 1414, 144 für schnellen Transport in geeignetes Spital, allenfalls Giftstoffe (Pflanzen, Medikamente usw.) mitgeben

ÜBERMÜDUNG / ERSCHÖPFUNG

Eine unangemessene Ausdauerleistung ohne adäquate Energie- und Flüssigkeitszufuhr kann zu Benommenheit führen. Immer aber andere Gründe für die Bewusstseinsveränderungen aktiv suchen bzw. ausschliessen (Unterzuckerung, Schlaganfall, Schock usw.)

KOPFSCHMERZ

Normaler Kopfschmerz ohne Zusatzsymptome kann mittels Schmerztablette, Ruhe und ausreichend Flüssigkeit therapiert werden.
Bei Kopfschmerz mit Bewusstseinstrübung und Nackenschmerzen («steifer Nacken») sowie Erbrechen und eventuell neurologischen Zusatzsymptomen muss an eine Reizung von Hirnhäuten und/oder Gehirn gedacht werden. Grund kann z. B. eine direkte Reizung durch Sonnenstrahlen sein (Sonnenstich) oder auch ein Infekt (z. B. die durch Zecken übertragene FSME).

→ **Wichtig**
Kopfschmerzen, die zusammen mit Nackenschmerzen vorkommen, müssen ärztlich abgeklärt werden.

OHNMACHTSANFALL, KOLLAPS (SYNKOPE)

Langes Stehen, ungenügende Flüssigkeitszufuhr oder starker Flüssigkeitsverlust (schwitzen, Durchfall) oder auch ein starker emotionaler Reiz können zur Kreislaufdysregulation und damit zu einem Ohnmachtsanfall führen. Die Bewusstlosigkeit dauert meist nur wenige Sekunden.

Erstmassnahmen

- Ansprechen/Schmerzreiz setzen (die Patienten wehren sich) und Atmung überprüfen (die Patienten haben Lebenszeichen)
- Beine erhöht lagern (Schocklagerung)
- Flüssigkeit anbieten, schonen

STARKE ALLERGISCHE REAKTION (ANAPHYLAXIE)

Eine starke allergische Reaktion (sog. Anaphylaxie) kann zu einer Kreislaufstörung führen und im Extremfall lebensbedrohlich werden. Lebensmittel- oder Medikamentenallergien, insbesondere aber Insektenstichallergien können dramatisch schnell verlaufen.

➡ **Merke:** Bei einem Allergiker kann ein einziger Stich durch ein Insekt lebensbedrohlich sein – bei einem Nichtallergiker sind meist nur Insektenstiche im Mundbereich (Zuschwellen der Atemwege) potenziell gefährlich.

Symptome

- Leichte Reaktion auf der Haut lokal (Rötung, Nesselfieber)
- Generalisierte Hautreaktion, Unruhe, Kopfschmerz
- Ausgeprägte Allgemeinreaktion mit Kreislaufproblemen, Stuhl- und Urindrang, Luftnot
- Bedrohliche Allgemeinreaktion mit Zuschwellen der Atemwege, Schock, Bewusstseinstrübung
- Extremform: Atem- und Kreislaufstillstand

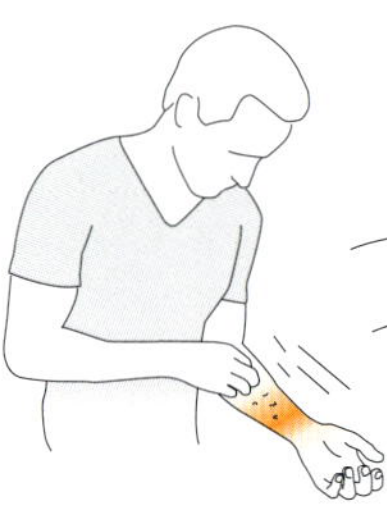

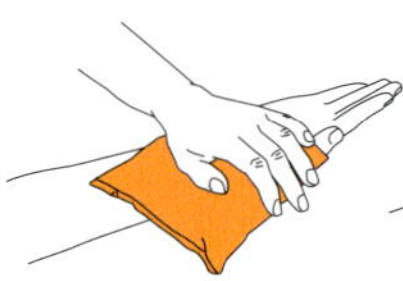

lokal kühlen

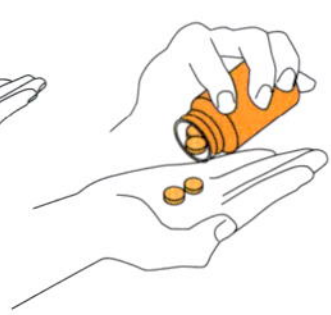

Notfalltabletten

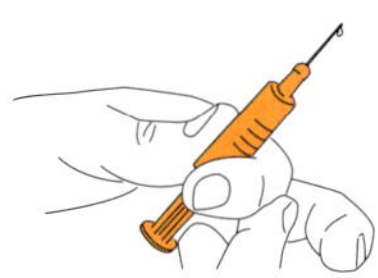

evtl. 1 Adrenalin-Fertigspritze

Erstmassnahmen bei starken allergischen Reaktionen

- Erkennen und alarmieren
- Entfernen des Allergens, wenn möglich
- Lokal kühlen (abschwellend)
- Schocklagerung, wenn nötig
- Wenn vorhanden: frühe Verabreichung der sog. Notfalltabletten (2 Tabl. eines Kortisonpräparates, 2 Tabletten eines Antiallergikums, evtl. 1 Adrenalin-Spritze), gemäss Allergiepass

ZUCKERSTOFFWECHSELSTÖRUNG (DIABETES MELLITUS)

Zucker ist der einzige Energielieferant für die Zellen des Gehirns. Eine Unterzuckerung (Hypoglykämie) kann rasch zur Bewusstseinsstörung führen, was lebensgefährlich werden kann.

Symptome

- Zittern, schwitzen, Heisshunger, Blässe
- Herzrasen, Herzklopfen
- Übelkeit, Schwindel
- Unruhe, erhöhte Reizbarkeit, Delir
- Undeutliche Sprache, Sehstörungen
- Krampfanfälle, Verwirrtheit mit Bewusstseinseinschränkungen bis zum Koma

Erstmassnahmen

- Alarmierung 144, 1414
- Bei Bewusstsein: sofortige Gabe von Schokolade, Zucker oder Traubenzucker in die Wangentasche oder Verabreichung eines Süssgetränkes (solange der Patient sicher schlucken kann)
- Wenn bewusstlos und sicher normale Atmung: Bewusstlosenlagerung
- Wenn bewusstlos und keine normale Atmung: Rückenlage, Herzdruckmassage

➡ **Merke:** Wenn nicht klar ist, ob zu wenig (Hypoglykämie) oder zu viel (Hyperglykämie) Zucker die Bewusstseinsveränderung verursacht, sollen sofort Kohlenhydrate (Zucker) zugeführt werden. Eine allfällige Unterzuckerung kann lebensgefährlich sein.

ELEKTROLYTSTÖRUNG

Bei langer Ausdauerleistung können insbesondere durch Schwitzen auch Elektrolyte («Blutsalze») verloren gehen. Wenn zu wenig Flüssigkeit oder Wasser ohne Salze oder Zucker zugeführt wird, kann es zu Elektrolytverschiebungen kommen, die gefährlich sein können. Deshalb immer ausreichend Flüssigkeit trinken, z. B. Tee mit Zucker und wenig Salz, verdünnte Fruchtsäfte usw.

3.3 Schmerz mit/ohne Atemstörung im Brustraum

HERZINFARKT, ANGINA PECTORIS

Der Herzinfarkt ist die schwerwiegendste Komplikation der koronaren Herzkrankheit. Durch den Verschluss eines oder mehrerer Herzkranzgefässe wird die Sauerstoffzufuhr für den Herzmuskel unterbrochen, was unweigerlich zum Absterben von Herzmuskelgewebe führt, wenn nicht das entsprechende Gefäss so schnell wie möglich wieder eröffnet wird.

➡ **Merke:** Der Herzinfarkt ist ein zeitkritischer Notfall! Der Patient muss sofort in ein entsprechendes Zentrumsspital mit Herzkatheterlabor gebracht werden. Nur dort kann das verschlossene Gefäss wiedereröffnet werden.

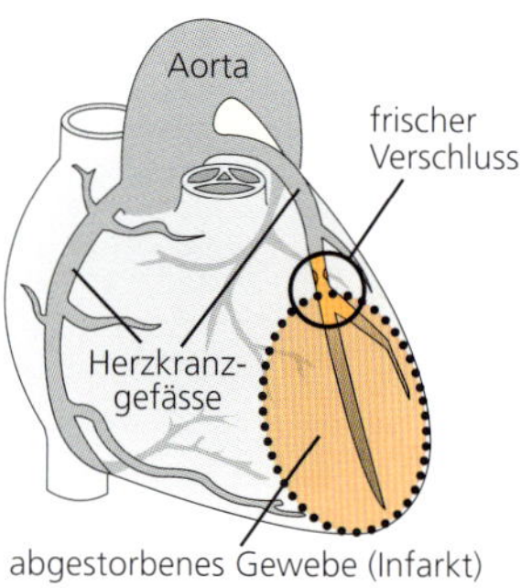

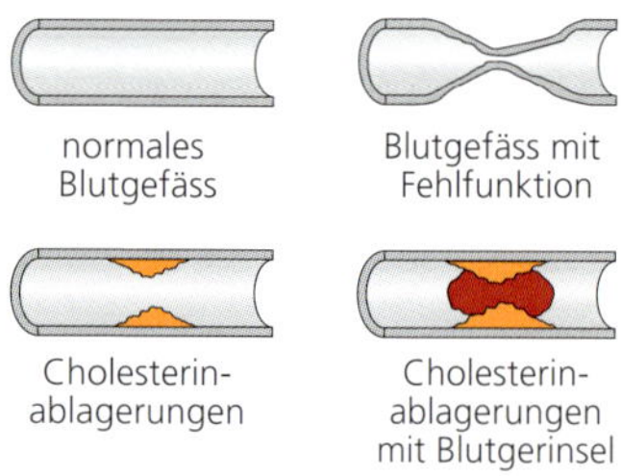

Als Angina Pectoris wird eine vorübergehende Minderversorgung des Herzmuskels mit Blut bzw. Sauerstoff bezeichnet.

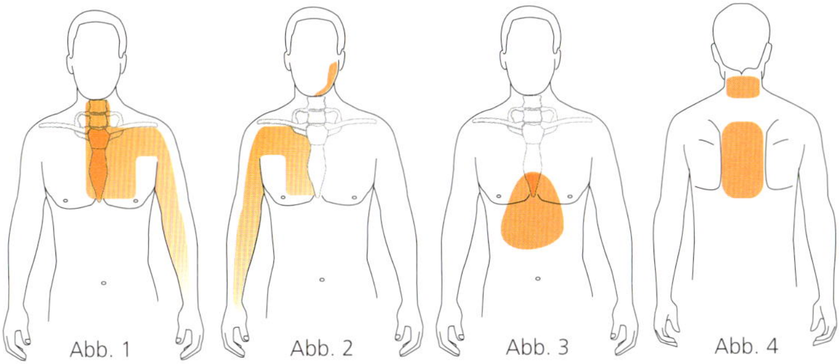

Abb. 1 | Typisches Beschwerdebild Schmerzen im gesamten Brustraum. Brustschmerz, brennend, «Stein auf der Brust», ev. ausstrahlend in den linken Arm

Abb. 2–4 | Weniger typisches Beschwerdebild Die Schmerzen strahlen häufig in andere Körperregionen wie Nacken, Hals, Unterkiefer, Zähne, Arme oder Oberbauch aus. Zusätzlich können Schmerzen zwischen den Schulterblättern auftreten.

Gründe für Angina Pectoris oder Herzinfarkt

- Risikofaktoren: Zuckerkrankheit, Fettstoffwechselstörung, Nikotinkonsum, erhöhter Blutdruck, familiäre Vorbelastung mit Herzinfarkten oder Schlaganfällen
- Anstrengung, typischerweise in der Kälte
- Männliches Geschlecht und höheres Alter

Symptome

- Brustschmerz, «Stein auf der Brust», evtl. ausstrahlend in den linken Arm, Halsbereich oder Bauch
- Übelkeit/Erbrechen, «Todesangst», Atemnot, Kaltschweissigkeit, Blässe, flacher und schneller Puls
- Manchmal können die Symptome unspezifisch sein, z. B. lediglich Leistungsminderung, Unwohlsein oder Oberbauchschmerzen

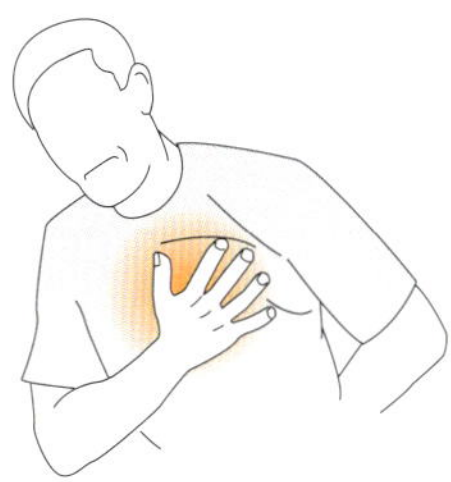

Erstmassnahmen bei Anzeichen einer Durchblutungsstörung der Herzkranzgefässe (Angina Pectoris oder Herzinfarkt)

- Symptome erkennen und sofort alarmieren
- Vermeiden von körperlicher Aktivität, beruhigen
- Wenn vorhanden: Sauerstoff geben, AED bereitstellen; ggf. persönlich vorhandene Notfallmedikamente (Nitro-Kapsel oder Nitro-Spray) geben

AORTENDISSEKTION (AUFSPALTUNG DER WANDSCHICHTUNG DER HAUPTSCHLAGADER)

Stärkste Schmerzen im Brustraum (oder auch Bauchraum), oft in den Rücken ausstrahlend, können auf ein Einreissen der Hauptschlagader zurückzuführen sein.

Erstmassnahmen

- Absoluter Notfall! Sofort alarmieren!
- Schneller, schonender Transport

BRUSTWANDSCHMERZ

Typisch für einen Brustwandschmerz ist, dass der Schmerz exakt (mit dem Zeigefinger) lokalisiert werden kann.
Die Schmerzen können atemabhängig zunehmen, oft auch beim Husten. Der Allgemeinzustand des Patienten ist gut (insbesondere kein Fiebergefühl). Grund für die Schmerzen sind oft Rippen- oder Wirbelblockaden.

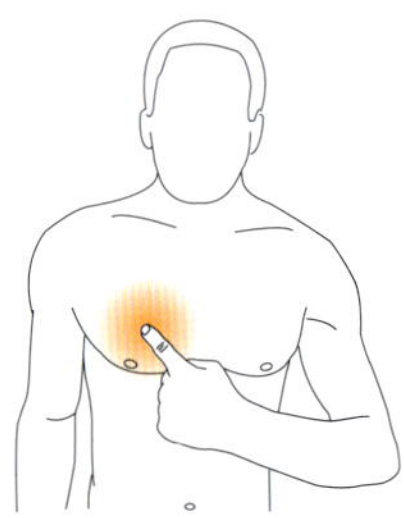

Massnahmen

- Abwarten
- Evtl. Schmerzmittel
- Evtl. manualtherapeutische Massnahmen

3.4 Atemstörung

Normale Atmung: 12–15 Atemzüge pro Minute

Zeichen der Atemnot

Erhöhte oder verminderte Atemfrequenz, hörbare Atemgeräusche bei Ein- oder Ausatmung, Blauverfärbung von den Lippen. Bei Kindern: Einziehungen, besonders gut sichtbar zwischen den Rippen oder am Hals

Massnahmen bei Atemstörungen

- Erkennen, ggf. alarmieren
- Atemwege frei machen und frei halten: Kopf überstrecken
- Sauerstoffgabe, wenn möglich
- Bei fehlender Atmung: Bewusstsein checken (ggf. Reanimation, siehe Seite 15)

Weitere Gründe für eine Atemstörung

- Erstickung: Beeinträchtigung der Atemtätigkeit durch Atemlähmung, Atemstillstand, Verschüttung
- Unzureichende Sauerstoffkonzentration: abgedichtete Räume (Zelt!), extreme Höhe
- Verlegung der Atemwege: zurückfallende Zunge bei Bewusstlosigkeit, Schwellung der Atemwege durch Insektenstich, Fremdkörper

ASTHMA

Anfallsweise Atemnot mit pfeifender Atmung während der Ausatmung, oft wegen Allergen (Pollen, Nahrungsmittel, Medikament usw.) und einer Veranlagung zu Asthma. Die betroffenen Personen wissen oft von ihrer Krankheit und haben einen Asthmaspray bei sich.

Erstmassahmen

- Entfernung des Allergens
- Nach Allergiepass fragen/suchen
- Ggf. alarmieren
- Asthmaspray einsetzen, sofern vorhanden

HYPERVENTILATION

Anfallsweise auftretende, inadäquat gesteigerte Atemfrequenz oder vertiefte Atemzüge, meist auf emotionalen Reiz. Bei längerer Hyperventilation kommt es zu unangenehmem Kribbeln um den Mund, in den Fingern und in den Zehen, evtl. sogar zu krampfartigem Zusammenziehen der Muskulatur (sog. «Pfötchenstellung»).

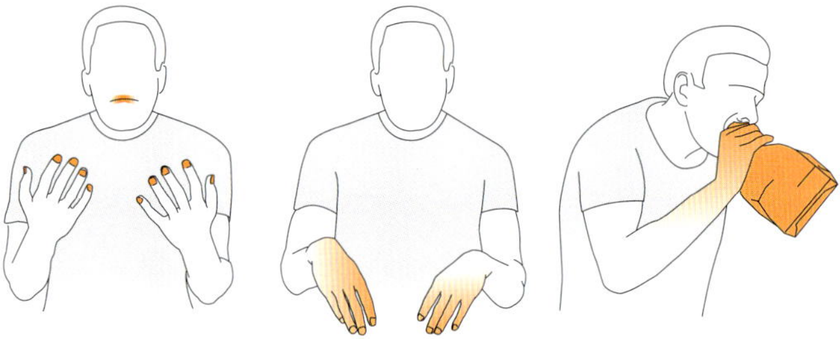

Erstmassnahmen

- Beruhigendes Dasein
- Anweisung zu langsamer, ruhiger Atmung
- Rückatmung in einen Plastiksack

PNEUMOTHORAX (LUNGENKOLLAPS)

Eine plötzlich aufgetretene Atemnot, zusammen mit einem stechenden Schmerz meist in den oberen Anteilen der Lunge oder in einer Schulter, kann auf das Platzen von (vorbestehenden) Lungenblasen hindeuten.

LUNGENEMBOLIE

Anhaltender Husten, Leistungsintoleranz, Atemnot und blaue Lippen sowie evtl. Beinschmerzen können auf eine Lungenembolie hinweisen. Sofortiges Handeln (alarmieren) ist wichtig.

➡ **Merke:** Blutgerinnsel entstehen vermehrt bei ansonst gesunden Personen insbesondere bei Frauen (verstärkt noch durch Antibabypille oder Schwangerschaft), bei Rauchern, bei Immobilisation (Flugzeug, Zelt) oder in grosser Höhe (eingedicktes Blut wegen Höhe, Diamox®).

SPEISERÖHRENENTZÜNDUNG

Säurerückfluss (Reflux) oder die Einnahme von Schmerzmedikamenten («Rheumamedikamente») kann zusammen mit Stress (z. B. auch körperliche Anstrengung) schmerzhafte Geschwüre in der Speiseröhre und im Magen verursachen. Dies macht sich in stärksten, oft brennenden bis messerstichartigen Schmerzen im Brustraum oder Oberbauch bemerkbar.

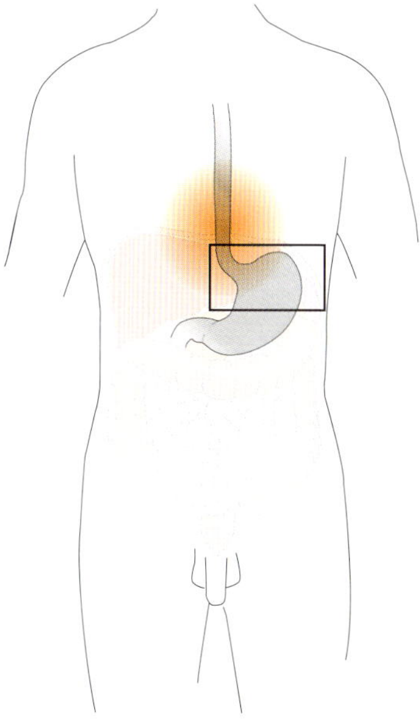

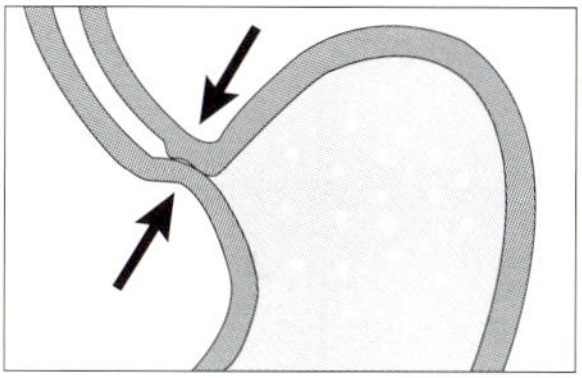

Schliessmuskel verhindert Rückfluss von Magensäure in Speiseröhre.

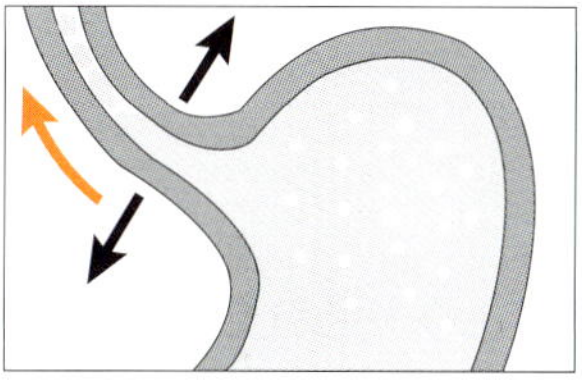

Erschlaffter Schliessmuskel ermöglicht Rückfluss von Magensäure in Speiseröhre.

Massnahmen

- Leichte Kost
- Stopp der verursachenden Schmerzmittel
- Magenschutz: Milch, ggf. spezifische Medikamente

3.5 Schmerz im Bauchraum

Die Ursache von gesundheitlichen Störungen im Bauchraum kann grob anhand der Schmerzcharakteristik und Lokalisation der Schmerzen eingeteilt werden:

- **Konstanter Schmerz:** Schmerz von soliden Organen (Bauchspeicheldrüse, Niere, Leber usw.) oder Schmerz wegen Entzündung resp. Reizung des Bauchfelles (Blinddarmentzündung, Divertikulitis usw.)
- **Krampfartiger, wellenförmiger Schmerz («Kolik»):** Gallensteinabgang, Nierensteinabgang in den Harnleiter, Darmkolik

Typische Ausbreitungsgebiete des Schmerzes

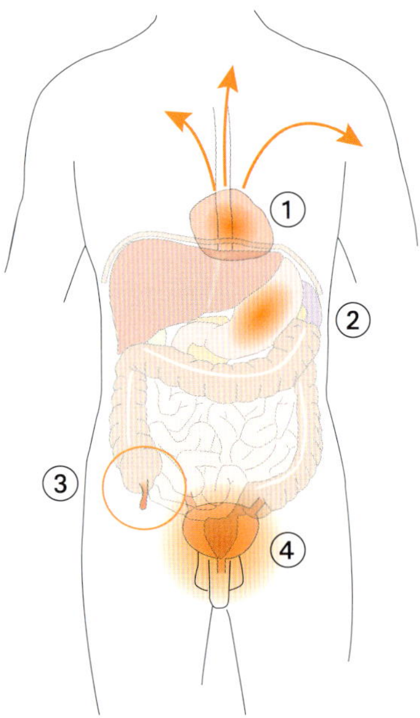

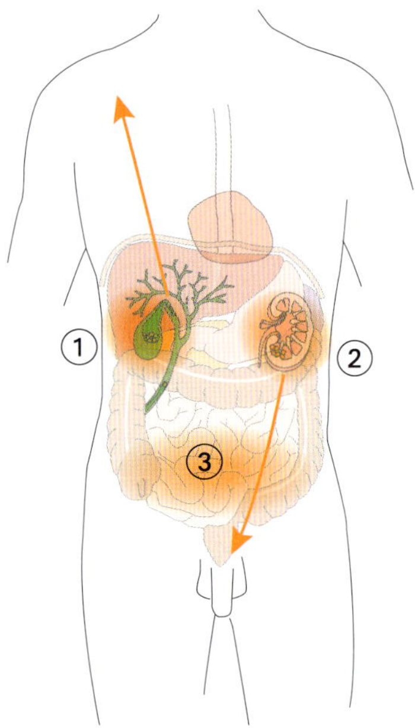

A | Dauerschmerz

① Herzinfarkt
② Magenentzündung
③ Blinddarmentzündung
④ Blasenentzündung

B | Kolikartiger Schmerz

① Gallensteinabgang
② Nierenstein-/Harnleitersteinabgang
③ Darmkolik

Mögliche Zusatzsymptome (nebst dem Schmerz)

- Blähung, Übelkeit, Erbrechen oder Durchfall
- Warnsymptome: Fieber, Schüttelfrost, harter Bauch, blutiges Erbrechen, blutiger Stuhlgang, Blutung aus der Vagina ausserhalb der Menstruation

Erstmassnahmen

- Anfangs nichts zu essen oder trinken geben («Bauch beruhigen»); später schluckweise trinken, insbesondere bei Durchfall; Schonkost
- Lagerung mit angezogenen Beinen
- Bettflasche auf den Bauch: entspannt die Bauchdecken
- Evtl. Schmerzmittel: Paracetamol (Dafalgan®) bei konstantem Schmerz; Butylscopolamin (Buscopan®) bei krampfartigem Schmerz
- Bei Warnsymptomen: rascher, schonender Transport zum Arzt oder ins Spital für weitere Diagnostik

Entlastung der Bauchdecke bei angezogenen Beinen

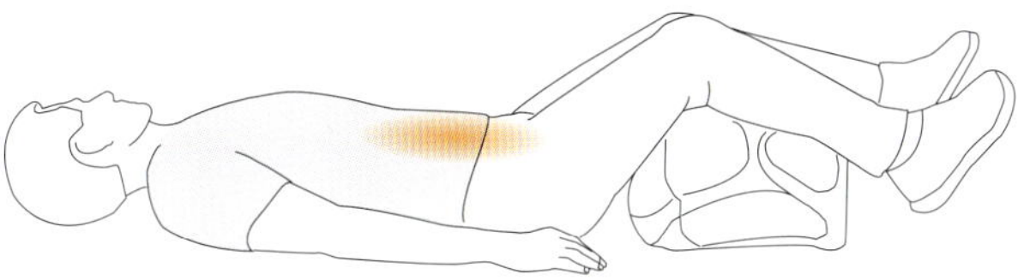

4. Spezielle Probleme im Gebirge

Urs Hefti

4.1 Kälteschäden

UNTERSCHEIDE

- Allgemeine Unterkühlung = akzidentelle Hypothermie
- Lokaler Kälteschaden = Erfrierung

FAKTOREN, WELCHE ZU UNTERKÜHLUNG UND ERFRIERUNG BEITRAGEN

Natur
- Temperatur (pro 100 m nimmt die Temperatur 0,65 °C ab)
- Wind
- Feuchtigkeit

Mensch
- Unangemessene Bekleidung
- Verletzungen
- Erschöpfung
- Mangelndes Training und Erfahrung
- Alkohol, Nikotin, Medikamente

4.2 Allgemeine Unterkühlung

Kälte kann zu starken körperlichen und psychischen Beeinträchtigungen und Schäden führen. Eine allgemeine Unterkühlung kann lebenswichtige Organe vor Sauerstoffmangel schützen, muss aber wegen Lebensgefahr unter allen Umständen vermieden werden. Eine allgemeine Unterkühlung (akzidentelle Hypothermie) tritt bei einer Körperkerntemperatur unter 35 °C auf.

➡ **Merke:** Ein Patient, welcher in der Kälte ist und zittert, ist nicht akut gefährdet. Hört der gleiche Patient in der noch immer kalten Umgebung auf zu zittern, besteht Lebensgefahr.

Immer zuerst die allgemeine Unterkühlung behandeln, da hier Lebensgefahr bestehen kann. Ein lokaler Kälteschaden hat erst zweite Priorität.

Symptome der Unterkühlung

- Stadienabhängig von Muskelzittern bis kein Muskelzittern, Bewusstseinsdämpfung und schliesslich Bewusstlosigkeit
- Verminderung der Pulsfrequenz und unter etwa 30 °C Gefahr des Herzstillstandes
- Abnahme der Atemfrequenz
- Zunehmende Verschlechterung des Bewusstseinszustandes bis zur Bewusstlosigkeit

FORMEN DER UNTERKÜHLUNG (HYPOTHERMIE)

Definition: Absinken der Körperkerntemperatur unter 35 °C
Die Hypothermien werden in vier verschiedene Stadien eingeteilt.

Einteilung der Hypothermie: Swiss Staging System

Körperkern-temperatur (°C)	Schweregrad der Hpothermie	Stadium der Hypothermie	Klinische Symptome
35 bis 32	mild	I	Patient wach, Kältezittern
32 bis 28	mittelschwer	II	Patient verlangsamt, kein Kältezittern
28 bis 24	schwer	III	Patient bewusstlos, atmet
<24		IV	Patient bewusstlos, Atem- und Kreislaufstillstand

Erkennen

- Bewusstsein klar
- Kältezittern
- Atmung vertieft und beschleunigt
- Blutdruck und Herzfrequenz erhöht

Stadium I
Körperkerntemperatur 35–32 °C

Massnahmen

- Schutz vor weiterer Abkühlung
- Vorsichtig bewegen lassen
- Heisse, süsse Getränke

Erkennen

- Bewusstsein getrübt
- Kein Kältezittern mehr
- Atmung langsam und oberflächlich
- Blutdruck und Herzfrequenz sinken

Stadium II

Körperkerntemperatur 32–28 °C

Massnahmen

- Schutz vor weiterer Auskühlung
- Wärmebeutel oder -flaschen am Rumpf
- Unnötige Mobilisation vermeiden
- Streng überwachen
- Organisierte Rettung
- Heisse Getränke nur, wenn der Patient sicher schlucken kann

---

Erkennen

- Bewusstlos
- Atmung oberflächlich, unregelmässig
- Blutdruck kaum messbar, Herzfrequenz evtl. sehr langsam

Stadium III

Körperkerntemperatur unter 28 °C

Massnahmen

- Schutz vor weiterer Auskühlung
- Unnötige Mobilisation vermeiden (drohender Bergungstod)
- Streng überwachen Organisierte Rettung, Transport ins Zentrumsspital

---

Erkennen

- Bewusstlos
- Kein Puls, keine Atmung
- «Scheintot»

Stadium IV

Körperkerntemperatur unter 24 °C

Massnahmen

- Schutz vor weiterer Auskühlung
- Beatmung und Herzdruckmassage
- Professionelle medizinische Hilfe
- Transport ins Zentrumsspital

➡ Die einzelne Stadien sind oft nicht genau voneinander abgrenzbar.

Bei Stadium II und III droht Bergungstod (dann Wiederbelebung notwendig).

➡ Bei **Stadium IV** muss möglichst durchgehend reanimiert werden.

Gefahr des Kreislaufstillstandes bei

- Bewusstseinsstörungen
- fehlendem Kältezittern
- schwachem und langsamem Puls
- oberflächlicher Atmung

Bei Unterkühlung mit Kreislaufstillstand Wiederbelebungsmassnahmen möglichst kontinuierlich fortsetzen. **Eine unterkühlte leblose Person ist zu reanimieren, bis professionelle Hilfe vor Ort ist.** Todesfeststellung erst nach der Wiedererwärmung im Spital. Nasse Kleidung nur in Ausnahmefällen und in geschützter Umgebung wechseln.

BERGUNGSTOD

Ein unvorsichtiges Bewegen des tief unterkühlten Patienten (Hypothermie II und III) kann zum sogenannten «Bergungstod» (engl. «Afterdrop») führen, weil kaltes Blut aus den Extremitäten (Schalenblut) mit warmem Blut im Körperinnern (Kernblut) vermischt wird. Dies führt zu weiterem Absinken der Körperkerntemperatur (Temperatur herznahe gemessen), was zu Rhythmusstörungen und schliesslich zum Herzstillstand führen kann. Sofort eingeleitete Wiederbelebungsmassnahmen haben dann gute Chancen auf Erfolg.

4.3 Lokaler Kälteschaden/Erfrierungen

Auch bei Temperaturen über 0 °C möglich (bei Nässe und Wind möglich)!

Gefährdet sind vor allem
Nase, Ohren, Extremitäten

Erkennen
- Sofort: blass, grau-weiss, gefühllos
- Nach 1–3 Tagen: Blasen, Rötung, Schwellung, Schmerzen
- Nach 1–2 Wochen: schwarzes Gewebe
- Die Beurteilung des Schweregrades ist oft erst nach Tagen möglich
- Oberflächliche Erfrierung: Gefühl nach Auftauen zurück
- Tiefe Erfrierung: kein Gefühl nach Auftauen

Massnahmen bei Erfrierungen im Gelände
- Einengende Kleidung öffnen
- Nasse Kleidung wechseln
- Bewegung und trockene Massage
- Warme Getränke
- Nicht mit Schnee einreiben!

Massnahmen in geschützter Umgebung, z. B. in einer Hütte, im Basislager
- Auftauen im Wasserbad (handwarm),
  einige Tropfen Desinfektionsmittel zugeben, wenn möglich
- Schmerzmittel/Entzündungshemmer (Ibuprofen)
- Steriler Verband
- Erfrierungen an Füssen: Patient nicht selber gehen lassen
- Zum Arzt oder ins Spital bringen
- Nicht wieder einfrieren lassen!
- Bei schweren Erfrierungen auf Expeditionen Antibiotika geben

4.4 Lawinenunfall

TODESURSACHEN

Ersticken (55–81 %)	Luftabschluss Verlegung der Atemwege Kompression des Brustkorbes
Verletzungen (19–42 %)	Absturz Erdrücken, Erschlagen
Unterkühlung (2–3 %)	

DEFINITION LAWINENUNFALL

Ganzverschüttung	Kopf und Oberkörper des Lawinenverschütteten sind unter dem Schnee, sodass das Opfer ersticken kann. Teile des Ganzverschütteten (Beine, Arme, Ski, Stöcke) können sichtbar sein.
Teilverschüttung	Kopf und Oberkörper sind ausserhalb der Schneemassen

ÜBERLEBENSWAHRSCHEINLICHKEIT NACH LAWINENVERSCHÜTTUNG

Ganzverschüttung
Interpretation der Überlebenskurve
15 Minuten nach Lawinenabgang leben noch 92 % der Ganzverschütteten. Von 15–35 Minuten «tödlicher Knick», Absinken der Überlebenswahrscheinlichkeit auf 30 %, Tod durch Ersticken. Ab 35 Minuten geringe Sterblichkeit, Verschüttete mit Atemhöhle überleben. Nach 90 Minuten erneutes Absinken der Überlebenswahrscheinlichkeit, Sauerstoffmangel, Anreicherung von Kohlendioxid, selten Unterkühlung. Nur wenige Verschüttete überleben länger als zwei Stunden in einer Lawine.

➡ **Merke:** Die Wahrscheinlichkeit, in einer Lawine zu sterben, beträgt
- bei Ganzverschüttung 43 %
- bei Teilverschüttung 2,5 %

Lawinengefahr = Lebensgefahr

Konsequenzen

Alle Massnahmen, welche eine Ganzverschüttung verhindern können, erhöhen die Wahrscheinlichkeit, einen Lawinenunfall zu überleben. Die rasche Kameradenrettung, ideal innerhalb von 15 Minuten, erhöht die Wahrscheinlichkeit, einen Lawinenunfall zu überleben.

➡ Die frühzeitige Alarmierung dient der Disposition der sogenannten «organisierten Rettung» (Helikopter, Einsatzleiter, Lawinenhunde usw.) durch die Einsatzzentrale. Die Kameradenrettung soll dadurch nicht verzögert werden. Wenn mehrere Personen unverschüttet sind, soll der Erfahrenste die Suche beginnen; die Alarmierung kann durch irgend ein Mitglied der Gruppe vorgenommen werden.

VORGEHEN BEIM AUSGRABEN

Beurteilung des Verschütteten

- Zeitlicher Verlauf: Wann Lawinenabgang? Wann Kopf freigelegt?
- Konnte der Verschüttete atmen? Atemwege frei?
  Hohlraum vor Mund und Nase (Atemhöhle)?
- Bewusstsein
- Kreislauf
- Atmung
- Verletzungen
- Allgemeine Unterkühlung (Stadium?)

BEHANDLUNG DES VERSCHÜTTETEN

Atemstillstand	Beatmen, überwachen
Kreislaufstillstand	Bei Bewusstlosigkeit und fehlender Atmung Reanimationsmassnahmen beginnen, ausser der Patient hat schwerste Verletzungen, die mit dem Leben nicht vereinbar sind (z. B. Kopf ab), oder der Verschüttete ist komplett steif gefroren (sehr lange Verschüttungsdauer).
Verletzungen	Entsprechend behandeln, überwachen
Immer	Gegen Kälte schützen, überwachen

➡ **Merke:** Ein Lawinenopfer kann im Freien nach dem Ausgraben doppelt so rasch auskühlen wie in der Lawine!

4.5 Höhenkrankheiten

URSACHEN

Natürliche Faktoren
Mit der Höhe sinkt der Barometerdruck, und dies vermindert den Sauerstoffpartialdruck. Dies führt zu einem verringerten Sauerstoffgehalt im Blut.

Individuelle Ursachen
- Zu schneller Aufstieg
- Körperliche Überanstrengung
- Individuelle Veranlagung
- Episoden von Höhenkrankheiten in der Vergangenheit

➡ **Hauptursache der Höhenkrankheiten**
Eine ungenügende Akklimatisation bei Höhenaufenthalten über 2500 m ü.M.

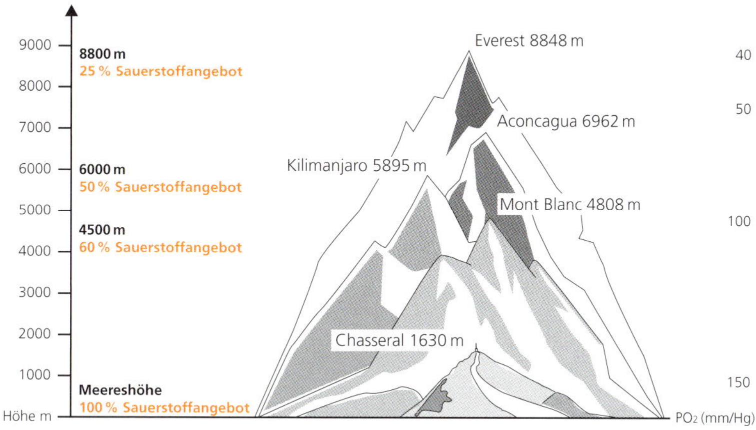

VORBEUGUNG

Akklimatisation

Der menschliche Organismus kann sich durch komplexe, körpereigene Mechanismen (z. B. durch einen schnelleren Herzschlag) an den verringerten Sauerstoffgehalt des Blutes adaptieren. Diese Anpassungen brauchen Zeit. Einfache Regeln helfen diesen Akklimatisationsprozess zu unterstützen.

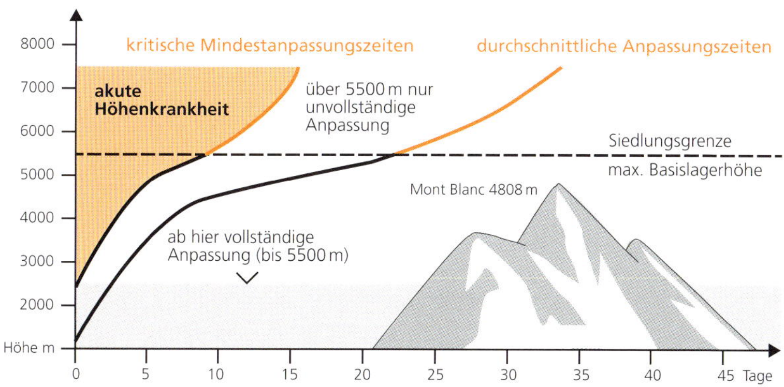

AKKLIMATISATIONSREGELN

Schlafhöhen
Ab 2500 m ü.M. die Schlafhöhen nur bis maximal 600 m pro Nacht erhöhen

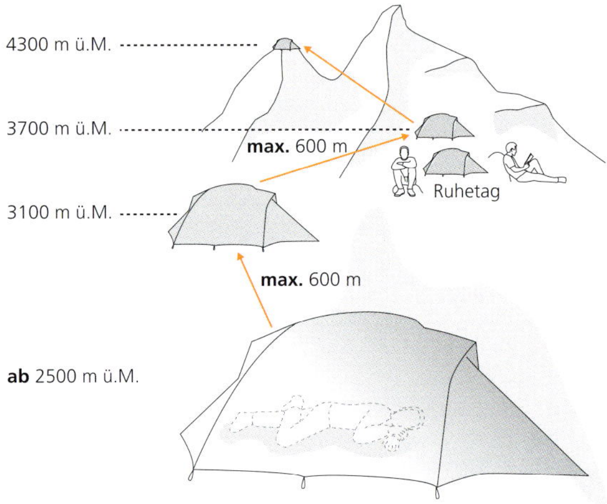

Ruhetag
pro 1200 m Höhengewinn einen Ruhetag machen

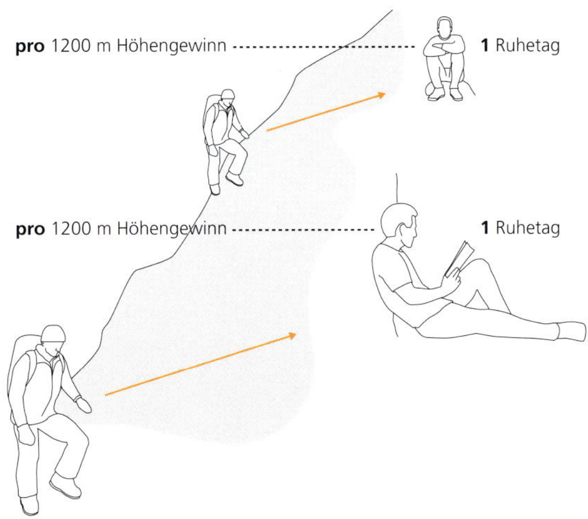

Anstrengung

Vermeiden grosser
körperlicher Anstrengungen

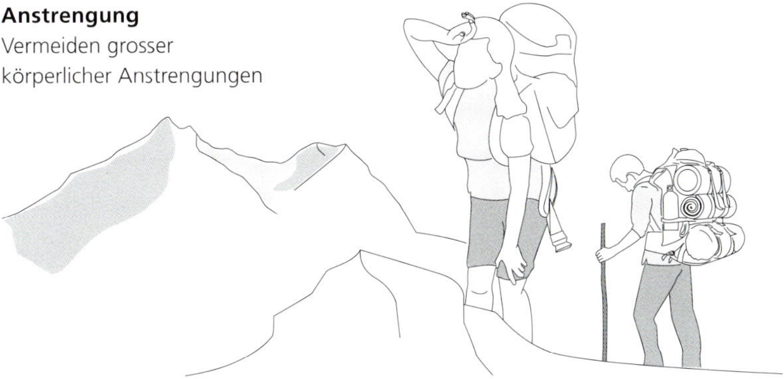

Medikamente

Es ist nicht notwendig, prophylaktisch Medikamente einzunehmen bei Reisen in grosse Höhen. Unsicherheiten können in einem Gespräch mit einem versierten Höhenmediziner diskutiert werden.

Medikamente als Akklimatisationshilfen sind in Ausnahmefällen sinnvoll, z. B.

- Die Akklimatisationsregeln können nicht eingehalten werden (Topografie, Rettung).
- Höhenkrankheiten in der Vergangenheit, höhenmedizinische Beurteilung

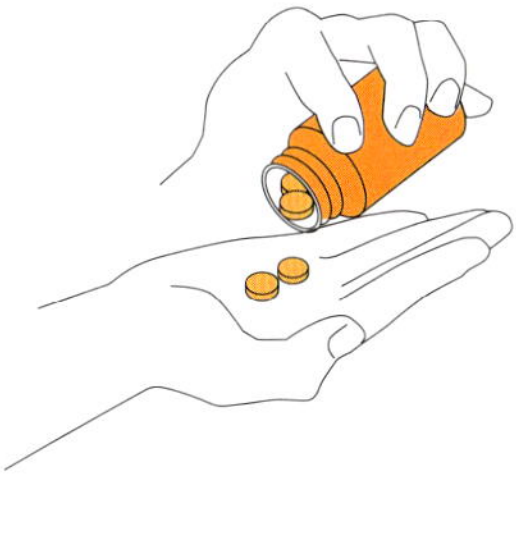

4.6 Formen der Höhenkrankheiten

Akute Bergkrankheit (Acute Mountain Sickness AMS)
Höhenhirnödem (High Altitude Cerebral Edema HACE)
Höhenlungenödem (High Altitude Pulmonary Edema HAPE)

➡ **Merke:** Die Anzeichen treten bei allen Formen der Höhenkrankheiten häufig erst nach 6–12 Stunden ab einer Höhe von 2500 m ü.M. auf, Verschlechterung im Laufe der Nacht.

AKUTE BERGKRANKHEIT

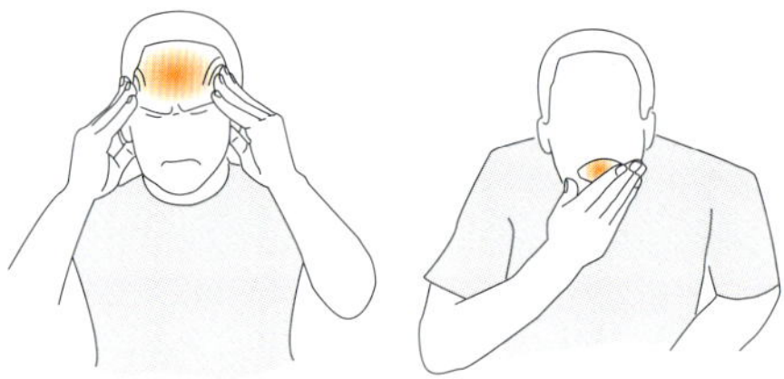

Anzeichen

- Kopfschmerzen
- Schlaflosigkeit
- Gleichgültigkeit
- Übelkeit und Unwohlsein
- Appetitlosigkeit und Erbrechen

HÖHENHIRNÖDEM

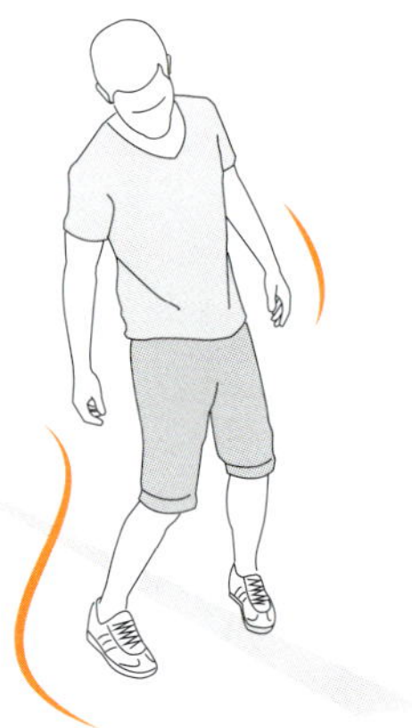

Anzeichen

- Kopfschmerzen (häufig nachts oder am Morgen, teilweise sehr stark)
- Appetitlosigkeit und Erbrechen
- Gleichgewichtsstörungen und Gangstörung/Ataxie (gehen wie ein Betrunkener)
- Schläfrigkeit
- Teilnahmslosigkeit
- Verwirrtheit bis zu Störungen des Bewusstseins

HÖHENLUNGENÖDEM

Anzeichen

- Plötzlicher, unerklärlicher Leistungsabfall
- Atemnot unter Belastung, später in Ruhe
- Husten
- Engegefühl im Brustbereich
- Schnelle Atmung
- Blaufärbung der Lippen und Fingernägel
- Abhusten von blutigem Schaum

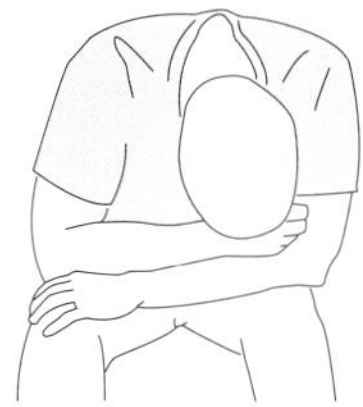

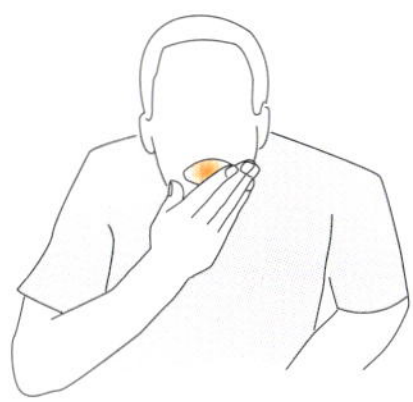

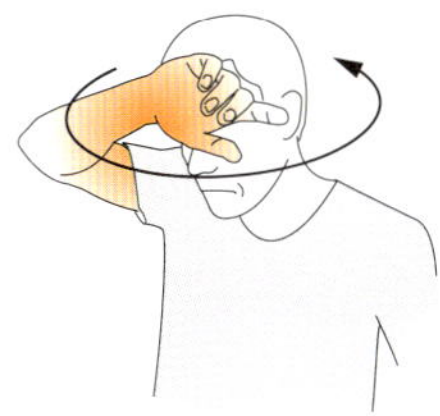

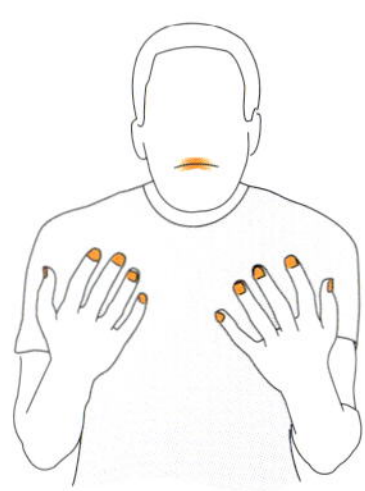

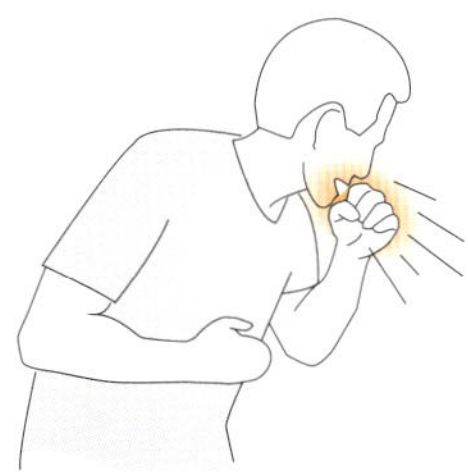

BEHANDLUNG DER HÖHENKRANKHEITEN

Leichte Symptome dürfen mit Schmerzmitteln behandelt werden. Häufig hilft es, einen Ruhetag einzulegen. Im Zweifelsfalle (z. B. in sehr abgelegenen Gebieten, bei starken Symptomen) ist **ein Abstieg zu erwägen.**

Die Höhenkrankheiten können mit Medikamenten therapiert werden. Nur in Ausnahmefällen darf unter Einnahme von Medikamenten weiter aufgestiegen werden.

Unbehandelt können HACE und HAPE zu gravierenden gesundheitlichen Problemen führen. Es besteht bei starken Symptomen Lebensgefahr.

Die Höhe ist der Grund für diese Erkrankungen. Somit ist die beste Therapie immer der Abstieg oder Abtransport. Nicht leichtfertig andere Bergsteiger oder Träger in Gefahr bringen durch unbedachtes, egoistisches Verhalten am Berg.

➡ **Merke**
Abstieg/Abtransport, Medikamente, Sauerstoff, Überdrucksack

Abstieg / Abtransport

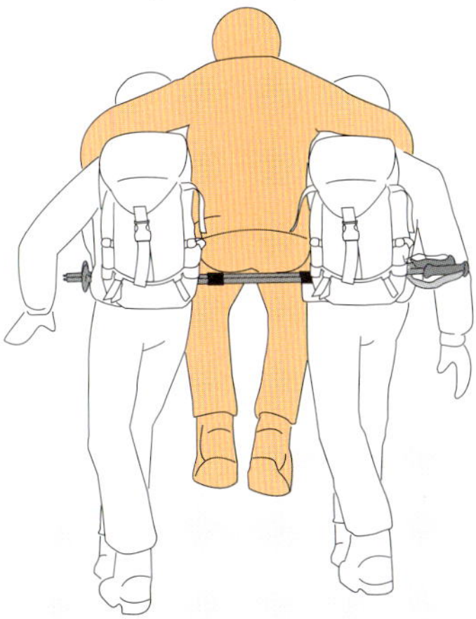

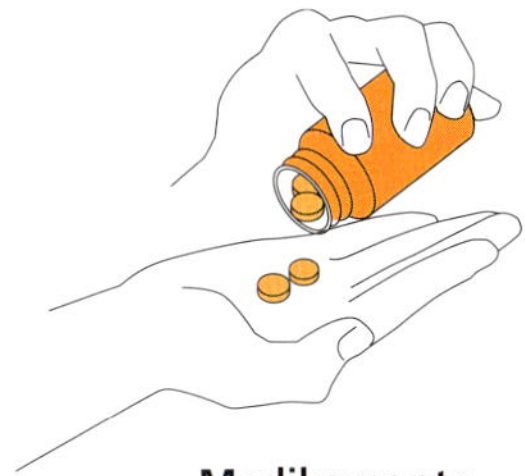

Medikamente

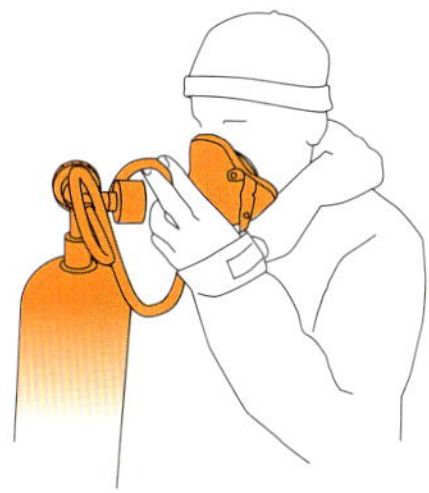

Sauerstoff

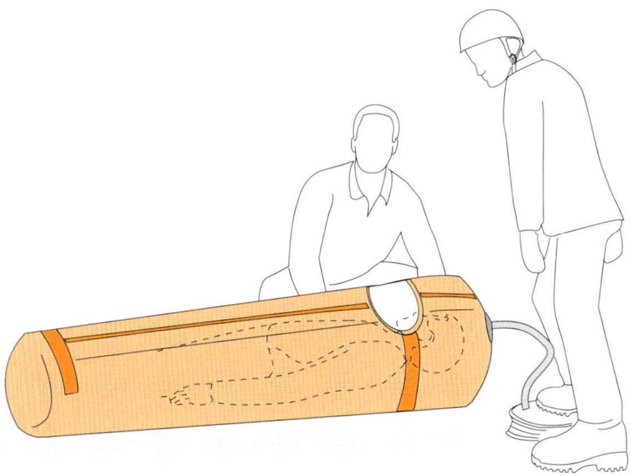

Überdrucksack

4.7 Sturz ins Seil/Hängen im Seil

STURZ INS SEIL

Kopfverletzungen
Rückenverletzungen

HÄNGEN IM SEIL

Nervenlähmungen durch Einschnüren
Herz-Kreislauf-Versagen mit Schock

MASSNAHMEN

- Beurteilen nach ABCDE, ggf. lebensrettende Sofortmassnahmen
- Verletzungen entsprechend behandeln
- Nach der Rettung, Oberkörper hochlagern, überwachen, Sauerstoff, wenn vorhanden
- Rascher Transport
- Drohender Bergungstod bei unsorgfältiger Rettung

➡ **Achtung!**
Beim Spaltenunfall oft Kombination von allgemeiner Unterkühlung und Hängen im Seil!

4.8 Schlangenbiss

Schlangen sind scheu, taub und reagieren auf visuelle Reize.
Schlangen sind vom Aussterben bedroht und stehen unter Schutz.
Eine Schlange nach einem Biss zu erschlagen ist strafbar und sinnlos.
Schlangenbisse sind selten und kaum gefährlich.
Giftschlangen in den Alpen: Kreuzotter und Aspisviper

Nach einem Schlangenbiss
Ruhe bewahren. Der Höhepunkt einer Vergiftung tritt erst nach Stunden auf.
Eine allergische Reaktion (Schock) ist eine seltene, aber gefährliche Komplikation.

Behandlung
- Beruhigung des Patienten
- Desinfektion der Bissstelle, Fingerringe entfernen, Verband
- Betroffene Extremität mit einer Schiene ruhigstellen
- Schonender Transport zum Arzt oder in ein Spital
- Bei einer allergischen Reaktion hinlegen, Beine hochlagern
- Notfallmedikamente
- Bei Bewusstlosigkeit/normaler Atmung: stabile Seitenlage
- Bei Bewusstlosigkeit/ohne normale Atmung: Herzdruckmassage

Vorbeugung
- Augen auf und daran denken (Schlangen bevorzugen warme Plätze)
- Lange Hosen tragen
- Hohe Schuhe, auf den Boden stampfen
- Vorsicht im hohen Gras

➡ Gliedmassen abbinden, an Bisswunden manipulieren (aufschneiden, aussaugen, …) oder ähnliche Handlungen sind bei Bissen von Schlagen in Europa falsch.

Die Unterschiede zwischen den giftigen und ungiftigen Schlangen der Schweiz zeigt sich vor allem am Kopf. Kreuzotter und Aspisviper besitzen eine Spaltpupille, die ungiftigen Nattern dagegen eine runde. Verschieden ist zudem die Beschuppung des Kopfes – wie die Pupillenform sind diese Merkmale aus der Distanz aber nicht sicher erkennbar. Die Färbung und Zeichnung vieler Schlangen ist zudem äusserst variabel, von giftigen wie auch ungiftigen Arten existieren auch Schwärzlinge. Vorsicht ist deshalb grundsätzlich jeder Schlange gegenüber geboten.

➡ **Ein Hinweis:** Alle einheimischen Schlangen mit einer Gesamtlänge von über 90 cm sind mit Sicherheit harmlos. Aspisviper und Kreuzotter bleiben in jedem Fall kleiner.

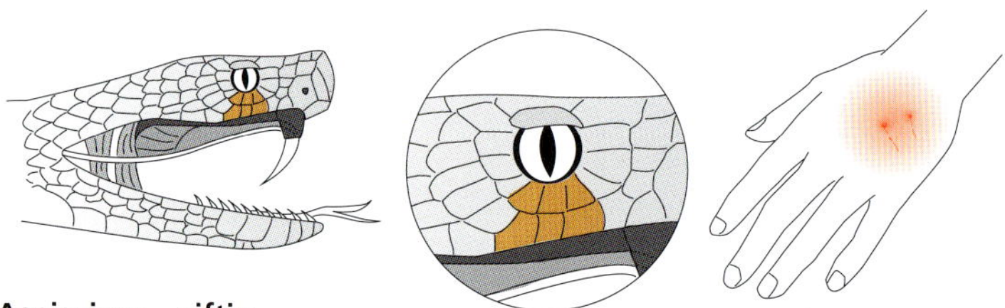

Aspisviper – giftig
Schlangen mit senkrecht stehender Linse und mehreren Schuppenreihen zwischen Mund und Auge | **Bissspur mit mindestens 2 Punkten**

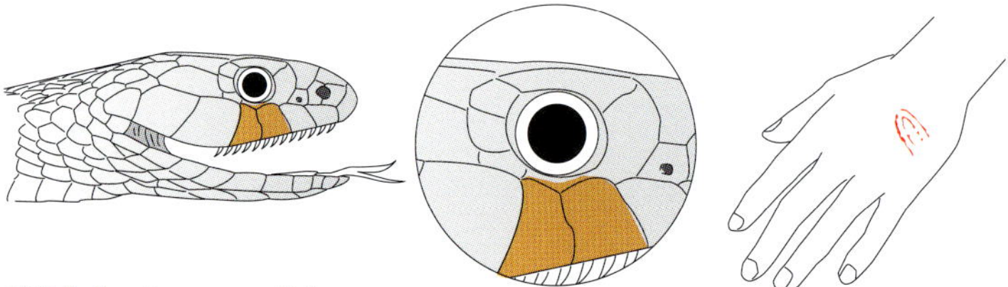

Würfelnatter – ungiftig
Einheimische Nattern-Arten haben eine runde Pupille und nur eine Reihe Schuppen zwischen Auge und Maul. | **Bissspur halbmondförmig**

4.9 Blitzunfall

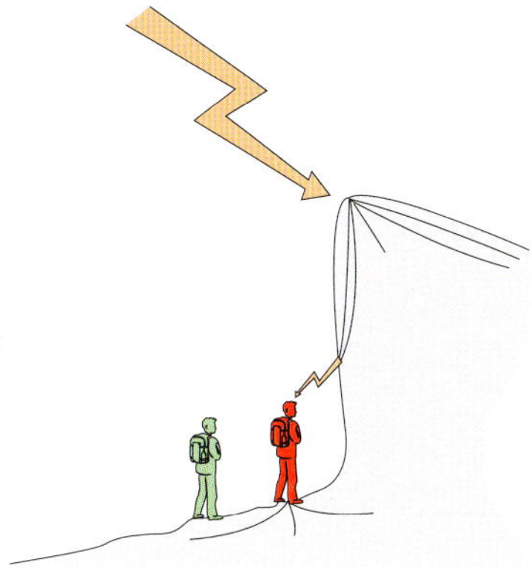

EIGENSCHUTZ

- 2. Blitzschlag an derselben Stelle unwahrscheinlich
- Sofort helfen: Patient kann im Gegensatz zum Stromunfall sofort berührt werden.

SYMPTOME

- Bewusstseinsstörungen, Bewusstlosigkeit
- Atem- und Herzstillstand, Herzrhythmusstörungen
- Lähmungen
- Verbrennungen

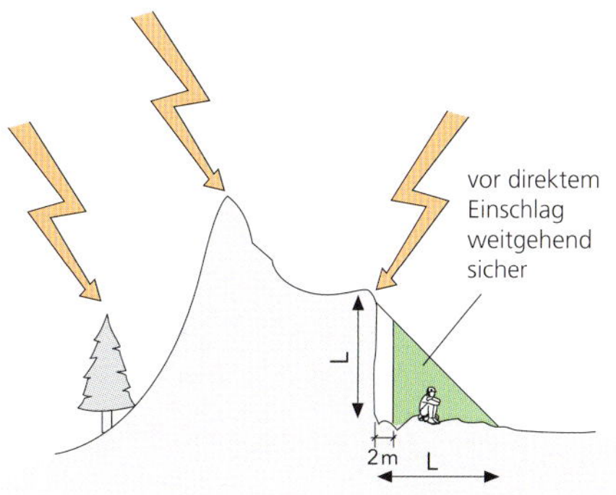

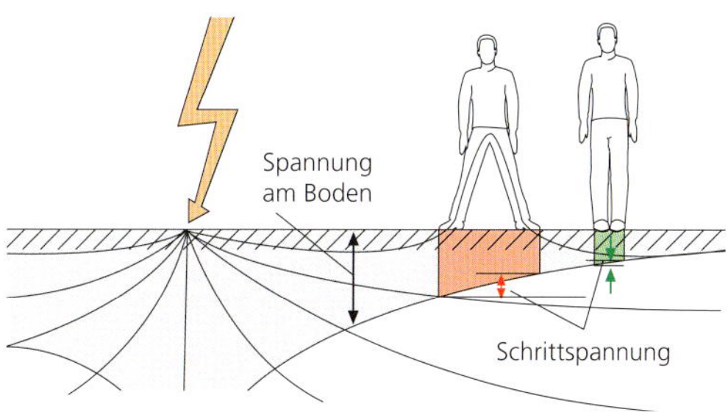

ERSTBEHANDLUNG

Die Wahrscheinlichkeit einer erfolgreichen Reanimation ist nach umgehend eingeleiteten Erste-Hilfe-Massnahmen hoch.

➡ **Wichtig:** Nicht aufgeben!

VORBEUGEN

- Gipfel, Grate und alleinstehende Bäume meiden
- Tourenplanung nach Wetterbericht
- Auf den Klettersteigen: weg vom leitenden Metall
- Auf Isolation sitzen, Füsse zusammen
- Selbstsicherung!

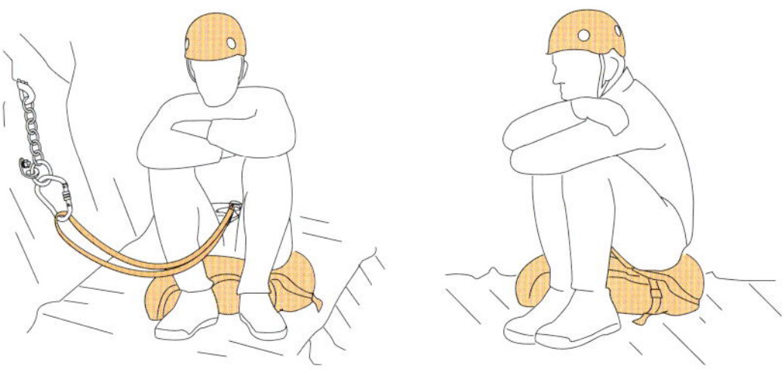

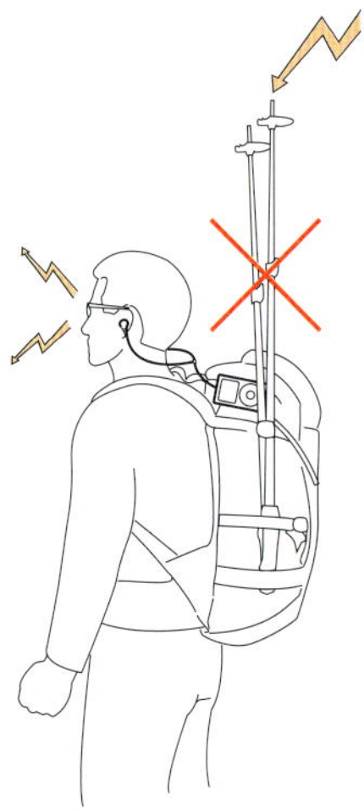

30-30-REGEL

Suche Schutz, sobald weniger als 30 Sekunden zwischen Blitz und Donner bestehen. Bleibe in Sicherheit bis 30 Minuten nach dem letzten Blitz.

4.10 Sonnenbrand

- Um die Mittagszeit stärkste Strahlung
- Hohes Risiko im Schnee wegen Rückstrahlung
- Intensität der Strahlung nimmt mit der Höhe zu.
- Auch bei Nebel kann in den Bergen ein Sonnenbrand auftreten.
- Bei Blasenbildung = Verbrennung 2. Grades

Vorbeugen ist besser als heilen
- Sonnenschutzmittel mit hohem Schutzfaktor (>30) vor allem bei Kindern
- Direkte Bestrahlung vermeiden (Kopfbedeckung, Kleidung)

Behandlung
- Kühlen
- Steril abdecken bei Blasenbildung
- Mehr als 15 % Verbrennung 2. Grades = Arzt oder Spital

4.11 Schneeblindheit

Intensive Reizung der Hornhaut und der Bindehaut durch ultraviolette Strahlen

Erkennen
- Fremdkörpergefühl, «Sand in den Augen»
- Augenschmerzen (vor allem durch Schädigung der Hornhaut)
- Rötung der Augen (bei zusätzlicher Bindehautentzündung)
- Schwellung der Augenlider, Lidkrampf
- Ausgeprägte Lichtempfindlichkeit
- Tränenfluss

Behandlung
- In dunkler Umgebung ruhig stellen
- Kühlen mit feuchten Kompressen
- Feuchte Schwarzteebeutel auflegen
- Evtl. Augentropfen
- Wenn keine Besserung = Arzt oder Spital
- Evtl. allgemeines Schmerzmittel einnehmen

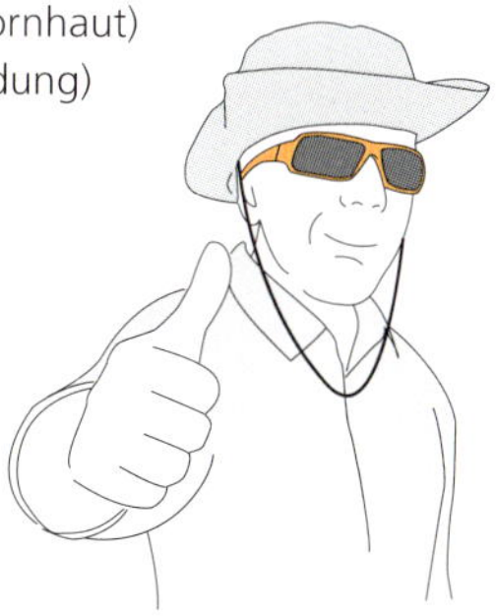

➡ Kluge Köpfe schützen sich.

4.12 Sonnenstich / Hitzschlag

Sonnenstich: Hirnhautreizung durch Sonnenbestrahlung auf den ungeschützten Kopf
Hitzschlag: Wärmestauung im Körper bis über 40 °C

Erkennen von Sonnenstich

- Kopfschmerzen, Schwindel, roter Kopf
- Erbrechen, Nackensteife
- Bewusstseinsstörung

Erkennen von Hitzschlag

- Kopfschmerzen und Schwindel
- Hohes Fieber, Durst
- Trockene, heisse Haut
- Rascher und schwacher Puls = Schock
- Bewusstseinsstörung, Bewusstlosigkeit

Behandlung Sonnenstich / Hitzschlag

- In den Schatten bringen, Kleider öffnen
- Kühlung mit Wasser oder feuchten Tüchern
- Oberkörper hochlagern
- Bei vorhandenem Bewusstsein trinken lassen

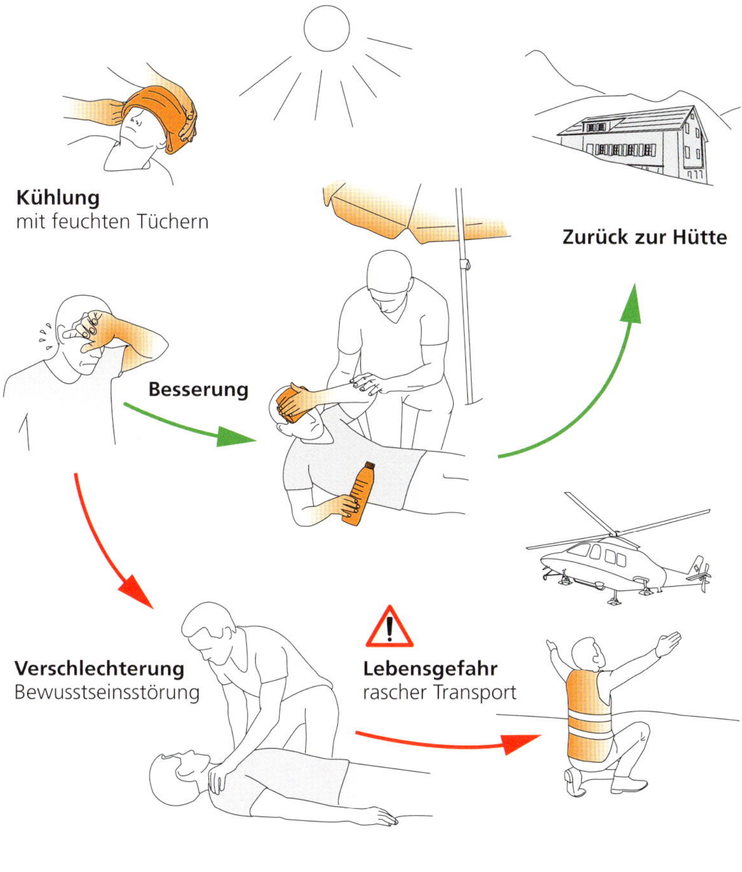
Kühlung
mit feuchten Tüchern
Zurück zur Hütte
Besserung
Verschlechterung
Bewusstseinsstörung
Lebensgefahr
rascher Transport

5. Notfallapotheke

Daniel Walter, Urs Hefti

5.1 Allgemeines

- Vor jeder Medikamentenabgabe bzw. -einnahme muss klar sein, was therapiert wird. Im Zweifel sollte Fachkompetenz zugezogen werden.
- Die Dosierung muss stimmen – Medikamentenabgabe an Kinder mit entsprechender Dosierung sind andernorts nachzulesen, z. B. «Gebirgs- und Outdoormedizin» von Brunello/Walliser/Hefti.
- Jedes Medikament kann potenziell schwere Nebenwirkungen haben.
- Produktenamen sind willkürlich bzw. beispielhaft gewählt: Die Autorenschaft deklariert keine Präferenz und lehnt jede Haftung für die unsachgemässe Einnahme von Medikamenten ab.
- Die Module sind als Vorschläge zu verstehen – individuelle Anpassungen sind allenfalls sinnvoll und notwendig.

Arzneiform	Drg = Dragée, Tbl = Tabletten, Schmelztbl = Schmelztabletten (lösen sich auf), Kps = Kapseln, Trp = Tropfen, Lsg = Lösung, Btl = Beutel
Verabreichungsform	po = per oral (durch den Mund, also geschluckt), sl = sublingual (unter die Zunge), buc = buccal (Wangentasche)

ERLÄUTERUNGEN ZUR MEDIKAMENTENTABELLE

*	Anwendung, Alternativen und Kontraindikationen vor der Reise/Tour unbedingt mit einem Arzt besprechen – Umgang mit dem Medikament bedarf einer Instruktion!
**	Ggf. auch in Form von Tropfen oder Ampullen sinnvoll
***	Ggf. ist zu überlegen, ob eine Fertigspritze für die intramuskuläre Verabreichung mitzunehmen ist.

5.2 Module

Modul 1: Tages- und Wochenendtouren

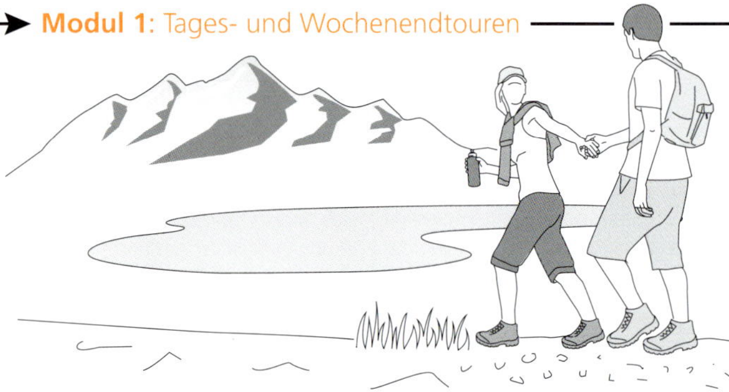

Symptom / Erkrankung	Inhaltsstoff	Produkte / Beispiele	Dosierung / Anwendung
Schmerzen (leichte), Fieber	Paracetamol	Dafalgan®	Tbl, 0,5–1 g, max. 4 g pro Tag
Schmerzen (stärkere), v.a. am Bewegungsapparat, Entzündung	Ibuprofen	Brufen®	Tbl, 400–600 mg, bis 4x tgl, po
Schmerzen (sehr starke)	Tramadol	Tramal retard® */**	Tbl 50 mg, 2x tgl 50–100 mg, po
Die oben erwähnten Schmerzmittel können auch kombiniert gegeben werden.			
Allergische Reaktionen (leicht), Heuschnupfen	Cetirizin	Zyrtec®	Tbl, 1 mg 1x1 tgl, po, ggf. 2 Tbl sofort einnehmen (Allergieset)
Allergische Reaktion (schwer)	Prednison	Prednison Streuli®	Tbl, 50 mg, ggf. 2 Tbl sofort einnehmen (Allergieset)
Desinfektionsmittel	Jod-Povidon	Betadine®	Lsg, unverdünnt auf Wunde verteilen, trocknen lassen. Allenfalls stark verdünnt auch zum Gurgeln (kurzfristig).
Schiene (z. B. SAM® Splint)	Fixationen, Immobilisationen		
Leukotape® classic 3,75 cm	Stützverband für Gelenke, Improvisationen aller Art		
Pflaster	Konventionelle Abdeckungen, Blasenpflaster		
Skalpellklinge	Eröffnung von Blasen, kleine Interventionen		
Sterile Nadel	Eröffnung von Blasen, Splitterentfernung, ggf. Injektionen oder Aufziehen von Medikamenten		
Einweghandschuhe	Eigenschutz		
Rettungsmaterial, Varia	Rettungsfolie, Stirnlampe, ev. Biwaksack, Notfallblatt, Bleistift		

Modul 2: Mehrtagestouren

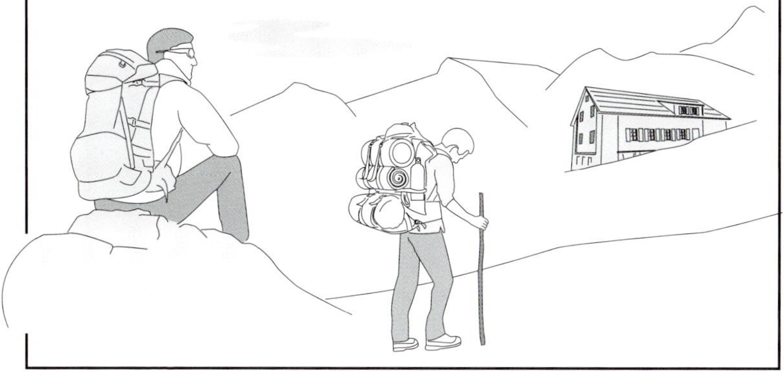

(ergänzt Modul 1)

Symptom / Erkrankung	Inhaltsstoff	Produkte / Beispiele	Dosierung / Anwendung
Bindehautentzündung, Schneeblindheit	Fusidinsäure	Fucithalmic® Tropfgel	1 Trp alle 4 h, bis Symptome bessern, danach alle 12 h, lokale Anwendung (Auge)
Durchfall	Loperamid	Imodium® *	Kps, Schmelztbl, anfangs 2 Stk, max. 8 pro Tag. Bei blutigem Durchfall oder Fieber: evtl. Antibiotikum erwägen
Bakterielle Infektionen von Magen-Darm- und Urogenital-Trakt, auch Infektionen der oberen und unteren Atemwege	Ciprofloxacin	Ciproxin® *	Tbl, 500 mg 2x tgl für mind. 3–5 Tage, po
Halsschmerzen	Lysozym, Cetylpyridin	Lysopain N®	Lutschtbl, 4–8x tgl, buc
Leichte Verbrennungen, Insektenstiche	Dimetindenmaleat	Fenistil®	Gel, lokale Anwendung (Haut)
Epileptischer Anfall	Lorazepam	Temesta expidet, 2,5 mg® *	Schmelztbl, einmalig, wenn Anfall länger als 4 Min., ggf. nach 10 Min. wiederholen – alarmieren!
Herzinfarkt	Nitroglycerin	Nitroglycerin Streuli® *	Kaukaps, 1–2x, po, alarmieren!
Schnupfen (abschwellend)	Dimetidin	Vibrocil®	Trpf, 3–4x tgl, nasal

Husten	Dextromethorphan	Bexin-Hustentabletten®	Tbl, max. 3–4x 25 mg tgl, po
Magenschmerzen, Sodbrennen	Omeprazol	Omeprazol Mepha®	Tbl, 40 mg, 1x tgl, po
Trockene, verkrustete und verletzte Nasenschleimhaut	Dexpanthenolum	Bepanthen®	Salbe, nasal
Übelkeit, Erbrechen	Domperidon	Motilium lingual®	Schmelztbl, 10 mg, bis 3x tgl vor dem Essen, sl
Bauchkrämpfe	Scopolamin	Buscopan®	Drg, 10 mg 1–3x tgl, po
Unterzuckerung (Hypoglykämie)	Kristall-/ Würfelzucker, Traubenzucker		2–4 Würfelzucker, buc
Leichte Verstauchungen, Blutergüsse	Arnika-Globuli	Similasan®	Globuli, 3–6x tgl, po
Elastische Binden (4 oder 6 cm) Selbstklebende Schnellverbände	Deckverband oder Druckverband		
Fixomull® Stretch	Pflasterverband zur vollflächigen Fixierung von Wundauflagen, insbesondere an Gelenken, bewegten und konturierten Körperpartien		
Splitterpinzette	Entfernen von spitzigen Gegenständen		
Wundversorgung	Steristrip®, Histoacryl® bei sauberen Wunden und gut adaptierbaren Rändern (Schnittwunden)		
Spritzen	Verabreichen von Medikamenten (intravenös, intramuskulär oder peroral – Kinder!)		

Modul 3a: Fernreisen und Trekkings in tiefen Lagen

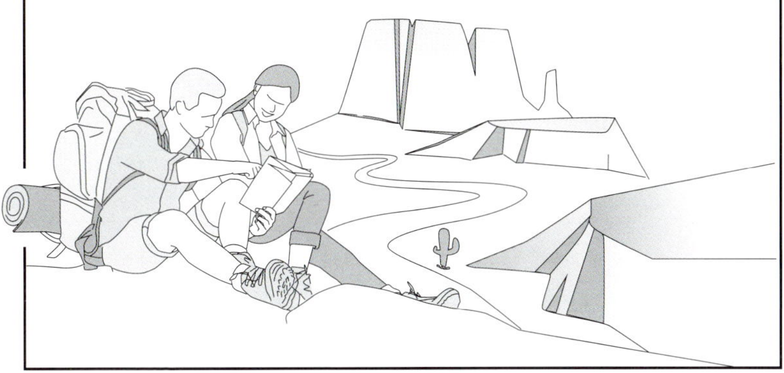

(ergänzend zu Modul 1 und Modul 2) – länderspezifische Empfehlungen beachten!

Symptom / Erkrankung	Inhaltsstoff	Produkte / Beispiele	Dosierung / Anwendung
Infektionen von Hals, Nase, Rachen, Mundhöhle, Mittelohr, Haut, Lungen	Amoxicillin-Clavulansäure	Augmentin® *	Tbl, 625 mg alle 8 h für 7–10 Tage, po
Durchfall in Asien, speziell Nepal	Azithromycin	Zithromax® *	Tbl, 500 mg, 1x tgl für drei Tage oder Einzeldosis 1000 mg, po
Durchfall oder Erbrechen (wiederholt), zur Rehydrierung	Glucose, Natriumchlorid, Kaliumchlorid, Natriumcitrat	Elotrans®	Btl, in 200 ml abgekochtem Wasser oder ungesüsstem Tee auflösen, po
Verstopfung	Bisacodyl	Dulcolax®	Drg, 1–2x tgl, po
Nasenbluten	Stopfmaterial, Stillung von Blutung	Tampon	Waagrecht in die Nase einführen, allenfalls in beide Nasenlöcher

Modul 3b: Trekkings und Expeditionen in der Höhe

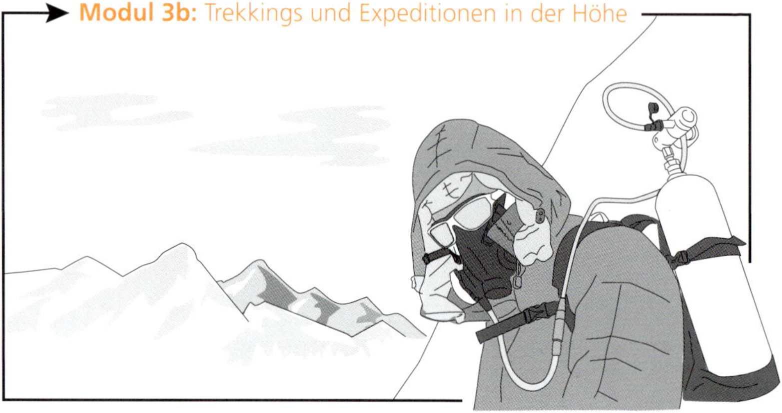

(ergänzend zu Modul 1 und Modul 2 und 3a)

Symptom / Erkrankung	Inhaltsstoff	Produkte / Beispiele	Dosierung / Anwendung
Akute Bergkrankheit (AMS)	Ibuprofen (Höhenkopfschmerz) Domperidon (Übelkeit) Azetazolamid Erwäge (schwerer Verlauf): Dexamethason	Brufen® Motilium lingual® Diamox® Fortecortin®	Tbl, 400–600 mg, bis 4x tgl, po Schmelztbl, 10 mg, bis 3x tgl, sl; Tbl, 125 mg 1–2 Tbl, 2x tgl, po; Tbl***, erstmals 8 mg, dann 4 mg 4x tgl, po
Höhenlungenödem (HAPE) ➡ Abstieg!	Nifedipin	Adalat CR Ret®	Tbl, 20 mg, 3x tgl, po
Höhenhirnödem (HACE) ➡ Abstieg!	Dexamethason + ggf. Azetazolamid	Fortecortin® + ggf. Diamox®	Tbl***, erstmals 8 mg, dann 4 mg 4x tgl, po + Tbl, 250 mg 2x tgl (wenn nicht abgestiegen werden kann), po

Checkliste: Hüttenapotheke

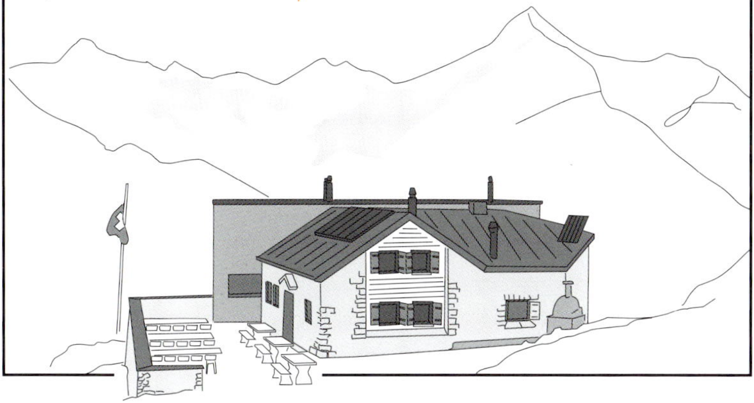

(zusätzlich zu Modul 1, Modul 2 und Modul 3a – wenn Hütte über 2500 m ü.M, dann auch Modul 3b)

Symptom / Erkrankung	Inhaltsstoff	Produkte / Beispiele	Dosierung / Anwendung
Atemwegerkrankungen (Erkältung)	Cineol, Levomenthol, Rosmarinöl, Thymianöl	Nasobol®	Tbl zum Auflösen und Inhalieren, 3–4x tgl
Asthma	Salbutamol	Ventolin®	Spray, 2–4 Hübe, ggf. mehr
Desinfektion	Octenidinhydrochlorid	Octenisept®	Lsg, lokal anwenden auf Wunde. Vorteil: farblos
Bagatelltrauma (Prellung, Verstauchung usw.)	Diclofenac	Olfen Gel 1 %®	zur Lokaltherapie
Schürfung, leichte Verbrennung	Dexpanthenol, Chlorhexidin	Bepanthen plus®	Crème, zur Lokaltherapie
Reanimation (Wiederbelebung)	AED (Automatischer externer Defibrillator) Adreanalin * Taschenmaske allenfalls Sauerstoff	Siehe Empfehlung SGGM 1-mg-Ampullen, 5 Stück zur Beatmung insb. in über 3000 m hoch gelegenen Hütten: dort wegen Höhenkrankheiten auch sinnvoll	
Diverse Geräte	Sauerstoffmessgerät (Pulsoximeter), Blutdruckmessgerät, Stethoskop, Fieberthermometer, Bettflasche		Gerätschaften auch für allenfalls in der Hütte vorhandene Medizinalperson

Anhänge/Stichwortverzeichnis

R

S

U

V

Z